实用中草药图典

①

◎ 刘春生　主编

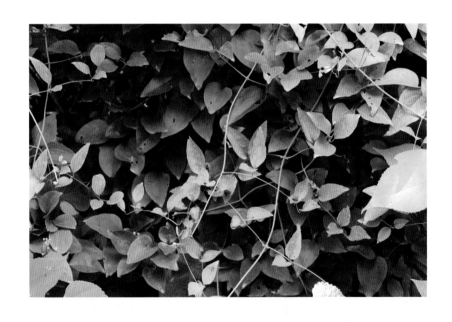

中医古籍出版社

图书在版编目（CIP）数据

实用中草药图典 / 刘春生主编. -- 北京 ： 中医古籍出版社，2013.5

ISBN 978-7-5152-0361-4

Ⅰ．①中… Ⅱ．①刘… Ⅲ．①中草药—图谱 Ⅳ．①R282-63

中国版本图书馆CIP数据核字(2013)第072105号

实用中草药图典

刘春生　主编

责任编辑　黄　鑫
选题策划　谢　宇
封面设计　三石工作室
美术设计　天宇工作室（xywenhua@yahoo.cn）
图文制作　李建军
出版发行　中医古籍出版社
社　　址　北京东直门内南小街16号（100700）
印　　刷　北京赛文印刷有限公司
开　　本　889mm×1194mm　1/16
印　　张　48
字　　数　1280千字
版　　次　2013年5月第1版　2013年5月第1次印刷
印　　数　0001～3000
书　　号　ISBN 978-7-5152-0361-4
定　　价　468.00元（全四册）

编 委 会 名 单

前　言

　　我国中医文化历史悠久、源远流长，为中华民族的繁荣昌盛和人类的身体健康作出了巨大的贡献。中草药是中华民族的国粹之一，是大自然赋予我国人民的宝贵财富。从古至今，我国各族人民都能够充分利用各种草木、花果治疗各种疾病。"神农尝百草"的故事至今依然广为流传，也充分说明了我国民间使用中草药治疗各种疾患的历史十分悠久。各个时期民间医术名人辈出、名方广播，总结出了十分丰富的中草药治疗经验。

　　中草药是中医预防疾病、治疗疾病的重要手段。中草药具有疗效确切、副作用小等特点，不仅对防治常见病、多发病有较好的疗效，而且还能治疗一些疑难病症，历来被人民群众认可。同时，由于中草药具有收集方便、使用便捷和经济实用等优点，有很多人应用中草药进行保健和治疗。

　　中草药种类繁多、分布广泛、资源丰富、应用历史悠久，作为天然药物，准确识别是合理使用中草药的前提，但一般群众往往只能认识几种到几十种中草药，这就极大地制约了中草药的广泛应用。为了更好地普及和应用中草药，继承和发掘中国医药文化遗产，使中草药在防治疾病中更好地为人类健康服务，我们本着安全、有效、简便、经济和药物易找、实用的原则，选择了现当代常用而且疗效确切的中草药品种，并以《中华人民共和国药典》（2010年版一部）为标准，编成了《实用中草药图典》一书。

　　本书精选了数百种现今常见的中草药，分别从别名、来源、植物特征、生境分布、采收加工、性味归经、功效主治、用量用法、精选验方等几个方面予以详细介绍。本书重点突出了常用中草药的原植物形态、饮片（药材）特征、精选验方等，并配有大量彩色照片，图文并茂，使广大读者能够快速、准确地识别与鉴别常用中草药。

　　我们衷心希望本书在普及中草药科学知识、提高医疗保健、保障人民健康、保护和开发中草药资源方面产生积极作用。同时，也希望在开发利用中草药时，注意保持生态平衡，保护野生资源及物种。对那些疗效佳、用量大的野生中草药，应逐步引种栽培，建立种植生产基地、资源保护区，有计划轮采，使我国有限的中草药资源能永远延续下去，为人类造福。需要特别提醒的是：广大读者朋友在阅读和应用本书时，如果需要应用书中所列的附方，必须在专业医师的指导下使用，以免造成不必要的伤害！

希望本书的出版能够起到抛砖引玉的作用，希望有更多的有识之士加入我们的行列，为我国中医药文化的传承和传播尽一份力。另外，由于写作时间有限加上作者知识水平所限，书中的错漏之处，敬请广大读者批评指正。读者交流邮箱：xywenhua@yahoo.cn。

本书编委会
2012年10月

目　录

实用中草药图典

Shi Yong Zhong Cao Yao Tu Dian

实用中草药图典

Shi Yong Zhong Cao Yao Tu Dian

目录

Mu Lu

实用中草药图典

Shi Yong Zhong Cao Yao Tu Dian

一、常用中药

麻 黄

别名：龙沙、卑相、狗骨、卑盐。
来源：为麻黄科植物草麻黄 *Ephedra sinica* Stapf 等的干燥草质茎。

【生境分布】生长于干燥的山岗、高地、山田或干枯的河床中。主产于吉林、辽宁、内蒙古、河北、山西、河南等地。

【采收加工】秋季采割绿色的草质茎，晒干，除去木质茎、残根及杂质，切段。

【性味功用】辛、微苦，温。归肺、膀胱经。发汗散寒，宣肺平喘，利水消肿。用于风寒感冒，胸闷喘咳，风水浮肿，支气管哮喘。2～10克。

【精选验方】①小儿腹泻：麻黄2～4克，前胡4～8克，水煎，加少量白糖送服，每日1剂。②小儿百日咳：麻黄、甘草各3克，化橘红5克，杏仁、百部各9克，水煎服。③荨麻疹：麻黄、蝉蜕、槐花、黄柏、乌梅、板蓝根、甘草、生大黄各10克，水煎服。④头痛发热（恶风无汗而喘）：麻黄9克，桂枝6克，炙甘草3克，杏仁10克，煎服发汗。

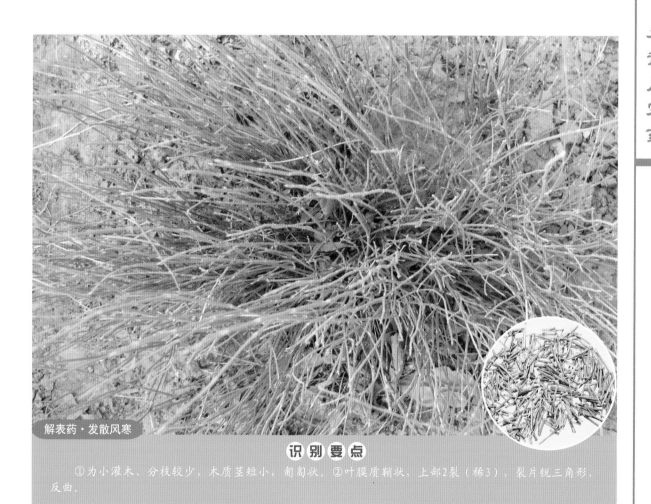

解表药·发散风寒

识别要点

　　①为小灌木、分枝较少，木质茎短小，匍匐状。②叶膜质鞘状，上部2裂（稀3），裂片锐三角形，反曲。

解表药·发散风寒药

Jie Biao Yao · Fa San Feng Han Yao

1

桂　枝

别名: 柳桂、嫩桂枝、桂枝尖。
来源: 为樟科植物肉桂*Cinnamomum cassia* Presl的干燥嫩枝。

【生境分布】以栽培为主。主产于广东、广西、云南等地。

【采收加工】春、夏二季采收,除去叶,晒干,或切片晒干。以幼嫩、色棕红、气香者为佳。

【性味功用】辛、甘,温。归心、肺、膀胱经。发汗解肌,温通经脉,助阳化气,平冲降气。用于风寒感冒,脘腹冷痛,血寒经闭,关节痹痛,痰饮,水肿,心悸,奔豚。3～10克。

【精选验方】①面神经麻痹:桂枝30克,防风20克,赤芍15克,水煎,趁热擦洗患部,每次20分钟,每日2次,以局部皮肤潮红为度。②关节炎疼痛:桂枝、熟附子各9克,姜黄、威灵仙各12克,水煎服。③低血压:桂枝、肉桂各40克,甘草20克,混合煎煮,分3次当茶饮服。④闭经:桂枝10克,当归、川芎各8克,吴茱萸、艾叶各6克,水煎服。⑤胸闷胸痛:桂枝、枳实、薤白各10克,生姜3克,水煎服。

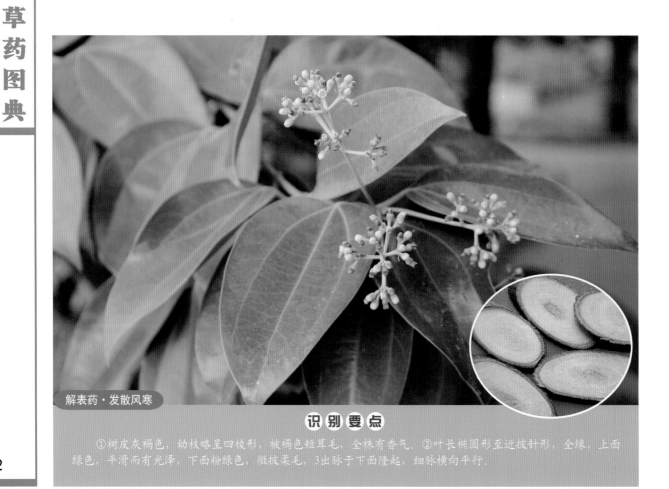

解表药·发散风寒

识别要点

①树皮灰褐色,幼枝略呈四棱形,被褐色短茸毛,全株有香气。②叶长椭圆形至近披针形,全缘,上面绿色,平滑而有光泽,下面粉绿色,微披柔毛,3出脉于下面隆起,细脉横向平行。

紫苏梗

别名：苏梗、苏茎、赤苏梗、红苏梗、紫苏草、桂苏梗、紫苏茎枝。
来源：为唇形科植物紫苏 *Perilla frutescens*(L.)Britt. 的干燥茎。

【生境分布】多为栽培。我国各地均产，主产于江苏、湖北、湖南、浙江、山东、四川等地。

【采收加工】秋季果实成熟后采割，除去杂质，晒干，或趁鲜切片，晒干。

【性味功用】辛，温。归肺、脾经。理气宽中，止痛，安胎。用于胸膈痞闷，胃脘疼痛，嗳气呕吐，胎动不安。5～10克。

【精选验方】①妊娠胸闷呕恶：紫苏梗、姜制竹茹各10克，砂仁6克，水煎服。②妊娠呕吐：紫苏梗9克，竹茹、陈皮各6克，制半夏5克，生姜3片，水煎服，每日1剂。③风热感冒：紫苏梗、荆芥各15克，大青叶、四季青、鸭跖草各30克，加清水500毫升，浓煎，每日3～4次。

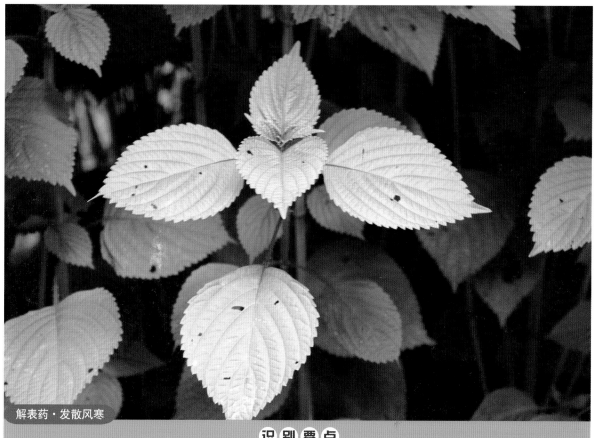

解表药·发散风寒

识别要点

①茎方形，紫或绿紫色，上部被有紫或白色毛。②叶片皱，卵形或卵圆形，先端突出或渐尖，基部近圆形，边缘有粗锯齿。

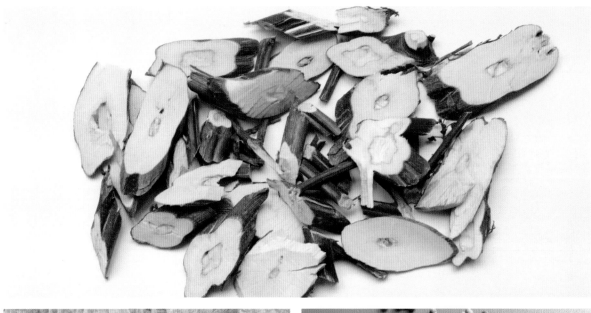

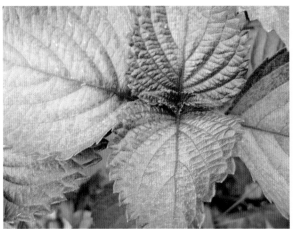

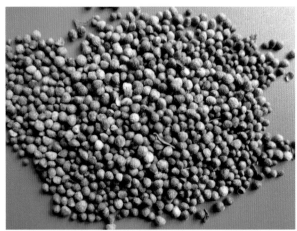

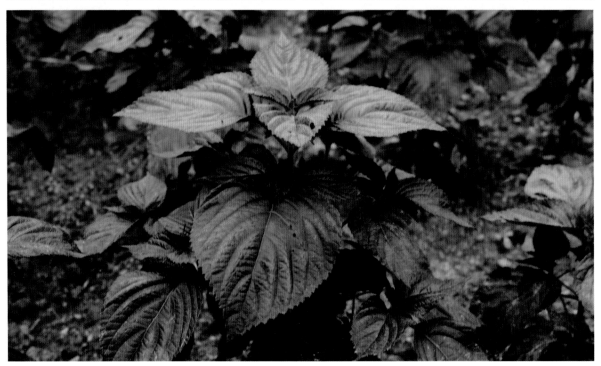

生 姜

别名：母姜、姜根、鲜姜。
来源：为姜科植物姜*Zingiber officinale* Rosc.的新鲜根茎。

【生境分布】生长于阳光充足、排水良好的沙质地。全国大部分地区有栽培。主产于四川、贵州等地。

【采收加工】秋、冬二季采挖，除去须根及泥沙，切片，生用。

【性味功用】辛，微温。归肺、脾、胃经。解表散寒，温中止呕，化痰止咳。用于风寒感冒，胃寒呕吐，寒痰咳嗽。3～10克。

【精选验方】①牙痛：生姜1片，咬在痛牙处。②咽喉肿痛：热姜水加少许食盐，漱口，每日早、晚各1次。③口腔溃疡：生姜20克，捣汁，频频漱口吐出，每日2～3次。④斑秃：生姜切片，近火烤热擦患处，每日2次。⑤止呕：生姜片少许，放口中。⑥呃逆：鲜姜30克，取汁，蜂蜜30克，调服。⑦未破冻疮：生姜切片，烤热后用其平面摩擦冻伤处。

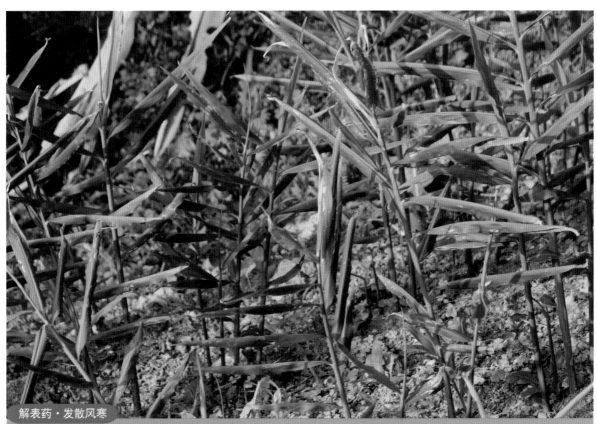

解表药·发散风寒

识别要点

①根茎肉质，肥厚，扁平，有芳香和辛辣味。②叶子列，披针形至条状披针形，先端渐尖基部渐狭，平滑无毛，有抱茎的叶鞘；无柄。

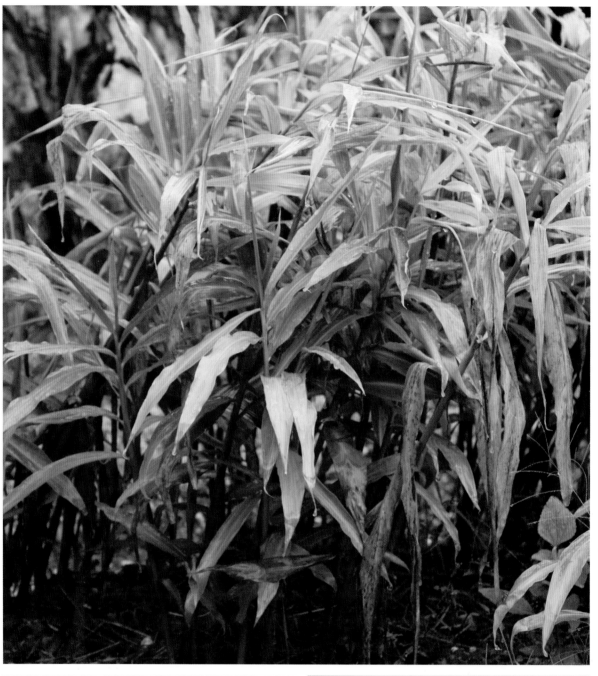

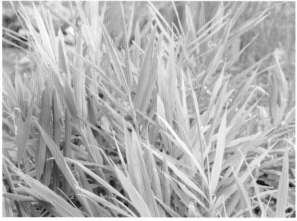
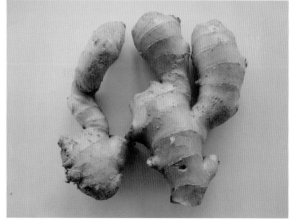

Shi Yong Zhong Cao Yao Tu Dian

实用中草药图典

香薷

别名：香菜、香茹、香菜、香草、石香菜、石香薷。
来源：为唇形科植物石香薷*Mosla chinensis* Maxim.等的干燥地上部分。

【生境分布】生长于山野。主产于辽宁、河北、山东、河南、安徽、江苏、浙江、江西、湖北、四川、贵州、云南、陕西、甘肃等地。

【采收加工】夏季茎叶茂盛、花盛时择晴天采割，除去杂质，阴干，切段，生用。

【性味功用】辛，微温。归肺、胃经。发汗解表，化湿和中。用于暑湿感冒，恶寒发热，头痛无汗，腹痛吐泻，小便不利。3～10克。本品用于发表，用量不宜过大，且不宜久煎；用于利水消肿，量宜稍大，且须浓煎。

【精选验方】①小便不利、头面浮肿：香薷、白术各等份，研粉，炼蜜为丸，每次9克，每日2～3次。②水肿：香薷2500克，锉入锅中，加水久煮，去渣再浓煎，浓到可以捏丸时，即做成丸子，如梧桐子大。每次5丸，每日3次。③心烦胁痛：香薷捣汁服，每次1～2升。④鼻血不止：香薷研末，水冲服，每次5克。

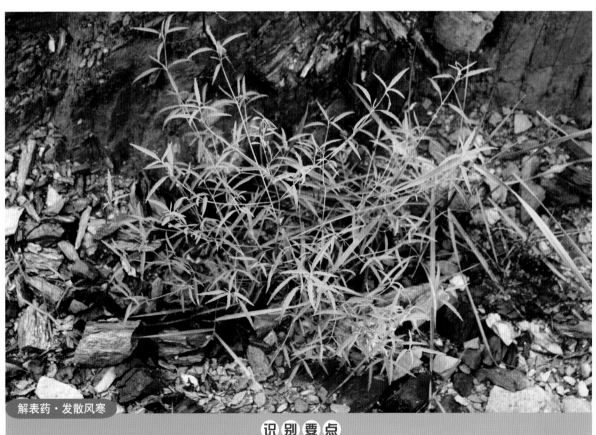

解表药·发散风寒

识别要点
①茎方形。②叶披针形，先端渐尖，基部渐狭。③总状花序密集成穗状，苞片覆瓦状排列。

Jie Biao Yao · Fa San Feng Han Yao

解表药·发散风寒药

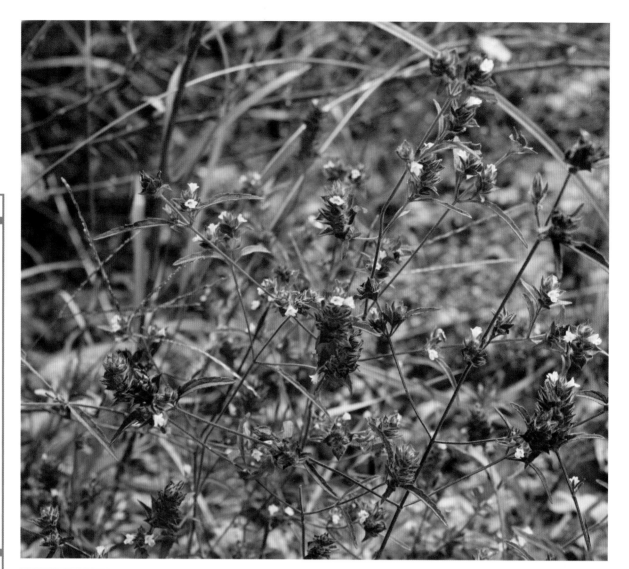

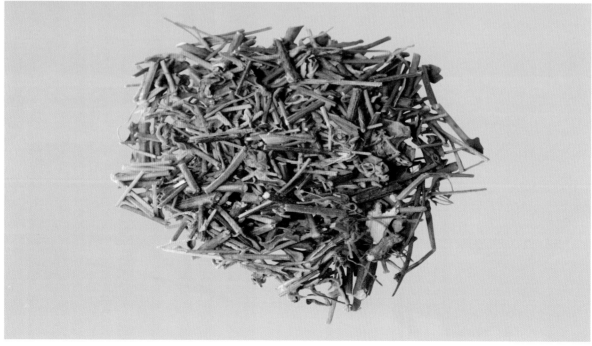

荆 芥

别名：假苏、姜芥、鼠实、四棱杆蒿。
来源：为唇形科植物荆芥*Schizonepeta tenuifolia* Briq.的干燥地上部分。

【生境分布】多为栽培。主产于浙江、江苏、河北、河南、山东等地。

【采收加工】夏、秋二季花开到顶、穗绿时采割，除去杂质。晒干，切段，生用或炒炭用。

【性味功用】辛，微温。归肺、肝经。解表散风，透疹，消疮。用于感冒，头痛，麻疹，风疹，疮疡初起。5～10克。祛风解表生用，止血宜炒炭用。

【精选验方】①皮肤瘙痒：荆芥、薄荷各6克，蝉蜕5克，白蒺藜10克，水煎服。②痔疮肿痛：荆芥30克，煎汤熏洗。③预防流行性感冒：荆芥9克，紫苏6克，水煎服。④感冒发热头痛：荆芥、防风各8克，川芎、白芷各10克，水煎服。⑤风寒型荨麻疹：荆芥、防风各6克，蝉蜕、甘草各3克，金银花10克，每日1剂，水煎分2次服。

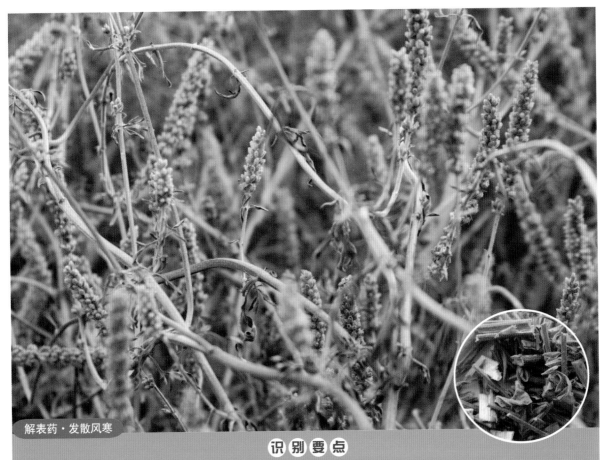

解表药·发散风寒

识别要点

①被灰白色疏短柔毛，茎方形基部带紫色枝。②叶对生，指状3裂，偶有多裂，叶片线形至线状披针形，两面被短柔毛。

防风

别名：铜芸、风肉、回云、屏风、山芹菜、白毛草。
来源：为伞形科植物防风 *Saposhnikovia divaricata*(Turcz.)Schischk.的干燥根。

【生境分布】生长于丘陵地带山坡草丛中或田边、路旁，高山中、下部。主产于东北、内蒙古、河北、山东、河南、陕西、山西、湖南等地。

【采收加工】春、秋二季采挖未抽花茎植株的根，除去须根及泥沙，晒干。

【性味功用】辛、甘，温。归膀胱、肝、脾经。祛风解表，胜湿止痛，止痉。用于感冒头痛，风湿痹痛，风疹瘙痒，破伤风。5～10克。

【精选验方】①麻疹、风疹不透：防风、荆芥、浮萍各10克，水煎服。②痔疮出血：防风8克，荆芥炭、地榆炭各10克，水煎服。③酒糟鼻：防风、白蒺藜、白僵蚕、甘草各1克，荆芥穗4克，黄芩6克，茶叶一撮，水煎服。④感冒头痛：防风、荆芥各10克，紫苏叶、羌活各8克，水煎服。

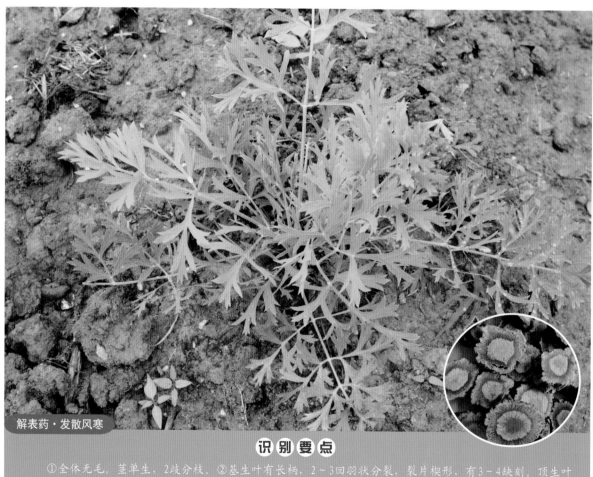

解表药·发散风寒

识别要点

①全体无毛。茎单生，2歧分枝。②基生叶有长柄，2～3回羽状分裂，裂片楔形，有3～4缺刻。顶生叶简化，具扩展叶鞘。③复伞形花序，顶生；白色。

羌 活

别名： 羌滑、羌青、黑药、胡王使者、扩羌使者。
来源： 为伞形科植物羌活*Notopterygium incisum* Ting ex H.T.Chang等的干燥根茎及根。

【生境分布】生长于海拔2600～3500米的高山、高原之林下、灌木丛、林缘、草甸。主产于内蒙古、山西、陕西、宁夏、甘肃、青海、湖北、四川等地。

【采收加工】春、秋二季采挖，除去须根及泥沙，晒干。

【性味功用】辛，苦，温。归膀胱、肾经。解表散寒，祛风除湿，止痛。用于风寒感冒，头痛项强，风湿痹痛，肩背酸痛。3～10克。

【精选验方】①眼胀：羌活适量，水煎服。②产后腹痛：羌活100克，煎酒服。③风湿性关节炎：羌活、当归、桂枝各6克，松子仁10～15克，加黄酒和水等量合煎，每日1剂，分2次服。④头痛：羌活12克，绿豆根15克，五味子3克，水煎服，每日1～2次。⑤感冒发热、扁桃体炎：羌活5克，板蓝根、蒲公英各6克，水煎，每日1剂，分2次服。

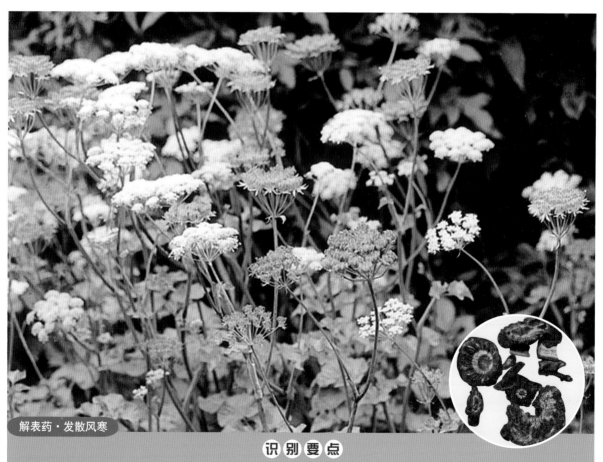

解表药·发散风寒

识别要点

①茎直立，中空，有纵纹。②基生叶及茎下部叶具柄，基部两侧成膜质鞘状，叶为2～3回奇数羽状复叶，小叶3～4对，卵状披针形。

白芷

别名：符蓠、泽芬、香白芷。
来源：为伞形科植物白芷 *Angelica dahurica*(Fisch.ex Hoffm.)Benth.et Hook.f.等的干燥根。

【生境分布】生长于山地林缘。产于河南长葛、禹县习称禹白芷；产于河北安国习称祁白芷。

【采收加工】夏、秋间叶黄时采挖，除去须根及泥沙，晒干或低温干燥。

【性味功用】辛，温。归胃、大肠、肺经。解表散寒，祛风止痛，宣通鼻窍，燥湿止带，消肿排脓。用于感冒头痛，眉棱骨痛，鼻塞，鼻窦炎，牙痛，白带异常，疮疡肿痛。3～10克。

【精选验方】①牙痛：白芷、细辛、吴茱萸各8克，水煎漱口，或研末塞牙。②肝炎：白芷、大黄各等份，研末，每次5克，每日2次，口服。③外感风寒引起的头痛、眉棱骨痛：白芷60克，水煎服，每日3次。④疮疡、急性乳腺炎：白芷、当归各8克，金银花、蒲公英各15克，水煎服。⑤头风头痛：白芷、川芎各3克，大葱15克，白芷、川芎研为细末，加入大葱共捣如泥，外敷贴太阳穴。

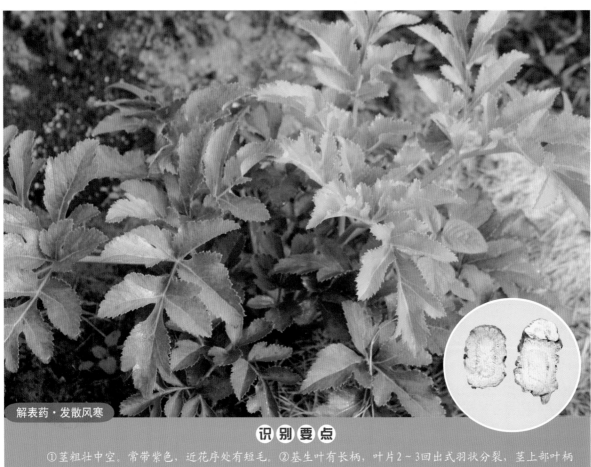

解表药·发散风寒

识别要点

①茎粗壮中空。常带紫色，近花序处有短毛。②基生叶有长柄，叶片2～3回出式羽状分裂，茎上部叶柄扩大成卵状的叶鞘。③复伞形花序，花白色。

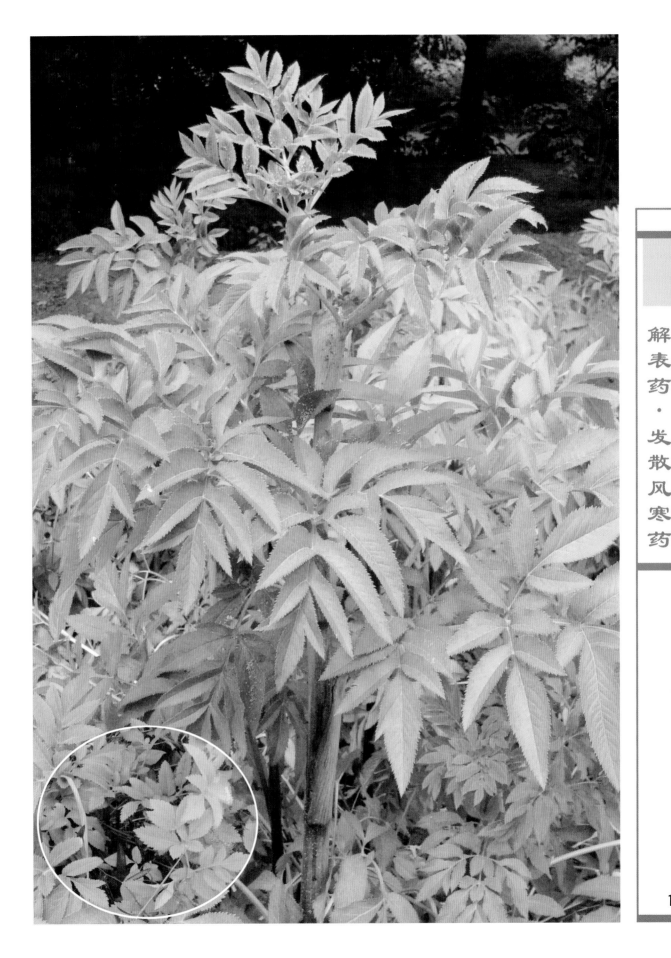

细 辛

别名：小辛、细草、少辛、细条、独叶草、山人参、金盆草。
来源：为马兜铃科植物北细辛 *Asarum heterotropoides* Fr.Schmidt var.mandshuricum(Maxim.)Kitag.等的全草。

【生境分布】生长于林下腐殖层深厚稍阴温处，常见于针阔叶混交林及阔叶林下、密集的灌木丛中、山沟底稍湿润处、林缘或山坡疏林下的温地。主产于东北。

【采收加工】夏季果熟期或初秋采挖，除净泥沙，阴干。

【性味功用】辛，温。归心、肺、肾经。祛风散寒，祛风止痛，通窍，温肺化饮。用于风寒感冒，头痛，牙痛，鼻塞流涕，鼻窦炎，风湿痹痛，痰饮喘咳。内服1～3克。外用适量。

【精选验方】①阳虚感冒：细辛、麻黄各3克，附子10克，水煎温服。②口舌生疮：细辛、黄连等份，为末。先以布巾揩净患处，掺药在上。③牙痛：细辛3克（后下），白芷、威灵仙各10克，水煎2次，混合后分上、下午服，每日1剂。④鼻塞不通：细辛末少许，吹入鼻中。

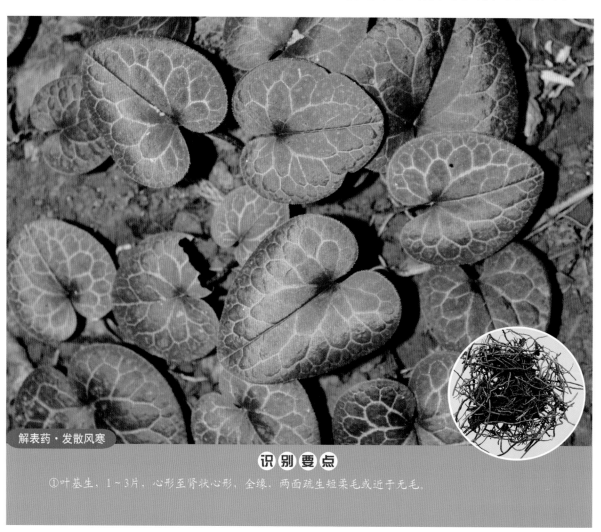

解表药·发散风寒

识别要点

①叶基生，1～3片，心形至肾状心形，全缘，两面疏生短柔毛或近于无毛。

藁 本

别名： 藁茇、藁板、薇茎、野芹菜。
来源： 为伞形科植物藁本 *Ligusticum sinense* Oliv.等的根茎及根。

【生境分布】生长于湿润的水滩边或向阳山坡草丛中。主产于四川、湖北、湖南、陕西等地。

【采收加工】秋季茎叶枯萎或次春出苗时采挖，除去地上部分及泥沙，晒干或烘干。

【性味功用】辛，温。归膀胱经。祛风，散寒，除湿，止痛。用于风寒感冒，巅顶疼痛，风湿痹痛。内服3～10克。外用适量，煎水洗或研末调涂。

【精选验方】①胃痉挛、腹痛：藁本25克，苍术15克，水煎服。②头屑多：藁本、白芷等份，为末，夜掺发内，早起梳之，垢自去。③风寒头痛及巅顶痛：藁本、川芎、细辛、葱头各等份，水煎服。④鼻上面上赤：藁本研细末，先以皂角水擦洗赤处，拭干，以冷水或蜜水调涂，干后再用。⑤疥癣：藁本煎汤洗浴，并烫洗换洗衣服。

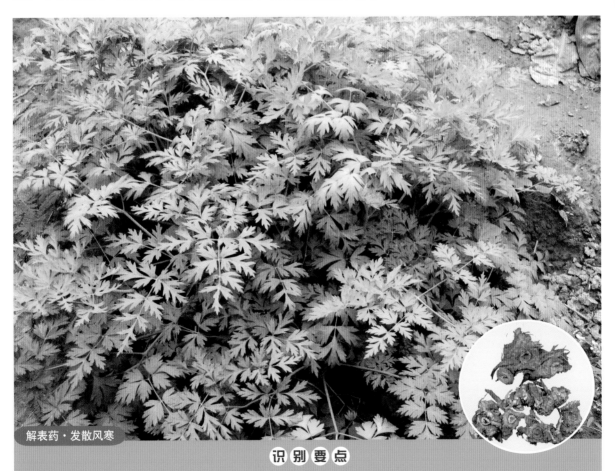

解表药·发散风寒

识别要点

①茎直立，中空，表面有纵直沟纹。②叶互生；基生叶三角形，2回羽状全裂，最终裂片3～4对，卵形，叶脉上有乳头状突起，边缘具不整齐的羽状深裂，先端渐尖。

苍耳子

别名：苍耳实、野茄子、苍耳仁、刺儿棵、胡苍子、疔疮草、黏黏葵。
来源：为菊科植物苍耳 *Xanthium sibiricum* Patr.带总苞的果实。

【生境分布】生长于荒地、山坡等干燥向阳处。分布于全国各地。

【采收加工】9～10月割取地上部分，打下果实，晒干，去刺，生用或炒用。

【性味功用】辛、苦，温；有毒。归肺经。散风寒，祛风湿，通鼻窍。用于风寒头痛，鼻塞流涕，风疹瘙痒，湿痹拘挛。3～10克。

【精选验方】①腹水：苍耳子灰、葶苈末等份，每次10克，水下，每日2次。②鼻窦炎流涕：苍耳子适量，炒研为末，每日点服1次，每次10克。③鼻窦炎引起的头痛：苍耳子15克，炒黄，水煎当茶饮。④顽固性牙痛：苍耳子6克，焙黄去壳，研末，与1个鸡蛋和匀，不放油盐，炒熟食之，每日1次，连服3剂。⑤各种鼻炎、鼻窦炎：苍耳子适量，小火炒至微黄，水煎或加水蒸，口服。

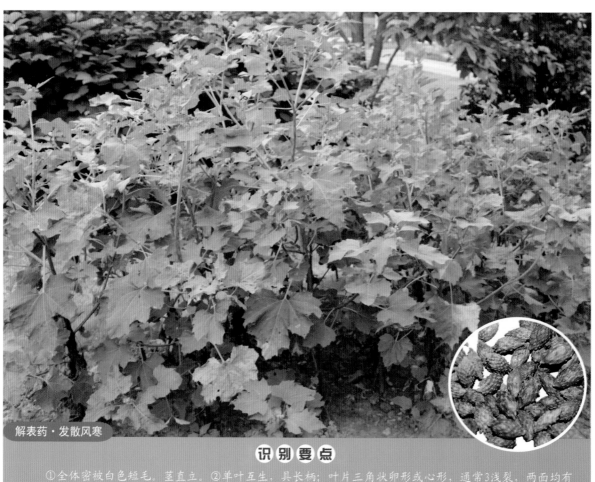

解表药·发散风寒

识别要点

①全体密被白色短毛。茎直立。②单叶互生，具长柄；叶片三角状卵形或心形，通常3浅裂，两面均有短毛。③瘦果，纺锤形，包在有刺的总苞内。

Shi Yong Zhong Cao Yao Tu Dian
实用中草药图典

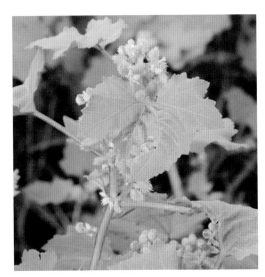
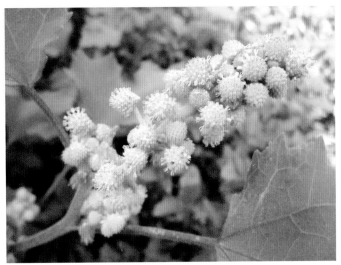

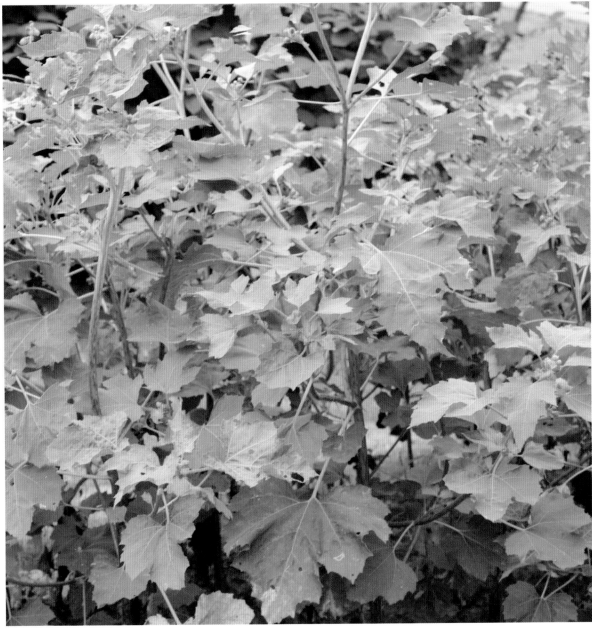

辛　夷

别名： 房木、木笔花、毛辛夷、姜朴花、紫玉兰。
来源： 为木兰科植物玉兰 *Magnolia denudata* Desr 等的干燥花蕾。

【生境分布】生长于较温暖地区。野生较少，主产于河南、安徽、湖北、四川、陕西等地。玉兰多为庭院栽培。

【采收加工】冬末春初花未开放时采收，除去枝梗，阴干。

【性味功用】辛，温。归肺、胃经。散风寒，通鼻窍。用于风寒头痛，鼻塞流涕，鼻渊。煎服，3～10克，包煎。外用适量。

【精选验方】①感冒头痛鼻塞：辛夷花、白芷、苍耳子各9克，水煎服。②鼻炎、鼻窦炎：辛夷15克，鸡蛋3个，同煮，吃蛋饮汤。③鼻塞：辛夷、皂角、石菖蒲各等份，为末，绵裹塞鼻中。④过敏性鼻炎：辛夷3克，藿香10克，开水冲泡，浸闷5～10分钟，频饮，每日1～2剂。⑤鼻炎：辛夷花6克，苏叶9克，姜、葱适量，上几味共制成粗末，用纱布包好，以沸水冲泡服。

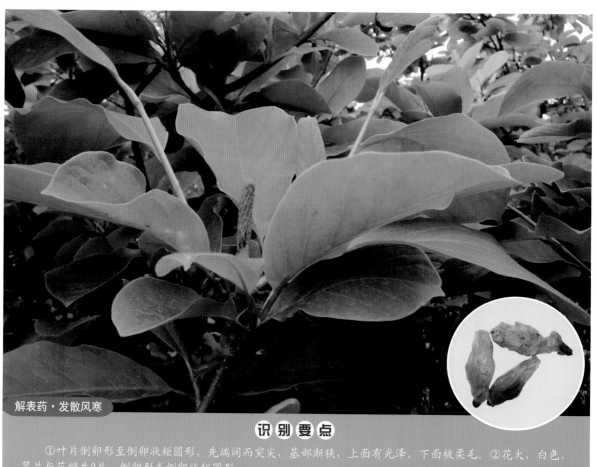

解表药·发散风寒

识别要点

①叶片倒卵形至倒卵状矩圆形，先端阔而突尖，基部渐狭，上面有光泽，下面被柔毛。②花大，白色，萼片与花瓣共9片，倒卵形或倒卵状矩圆形。

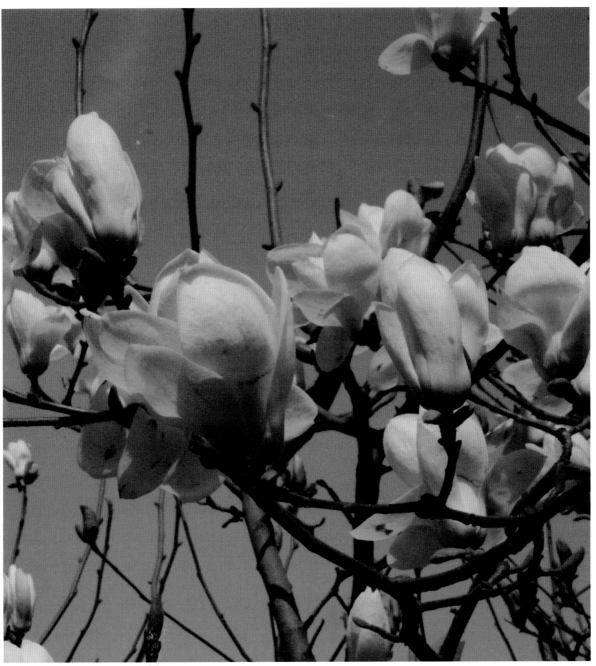

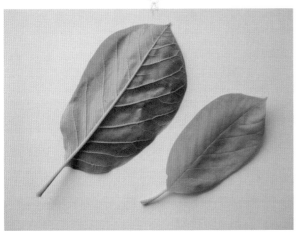

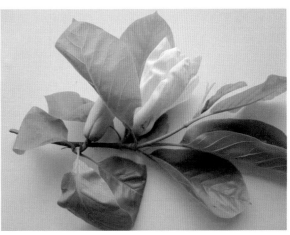

葱白

别名: 葱茎。
来源: 为百合科植物葱*Allium fistulosum* L.近根部的鳞茎。

【生境分布】生长于肥沃的砂质壤土里。全国各地均有出产。

【采收加工】采挖后除去须根和叶,剥去外膜。鲜用。

【性味功用】辛,温。归肺、胃经。辛温通散,能宣通上下,通达表里,外可散风寒发汗以解表,内能散寒凝通阳气以止痛。煎服,3~10克。外用适量。

【精选验方】①小儿消化不良:生葱1根,生姜25克,同捣碎,加入茴香粉15克,混匀后炒热(以皮肤能忍受为度),用纱布包好敷于脐部,每日1~2次,直到治愈为止。②蛔虫性急腹痛:鲜葱白50克捣烂取汁,用麻油50克调和,空腹1次服下(小儿酌减),每日2次。③胃痛、胃酸过多、消化不良:大葱头4个,红糖200克,将葱头捣烂,混入红糖,放在盘里用锅蒸熟,每次15克,每日3次。

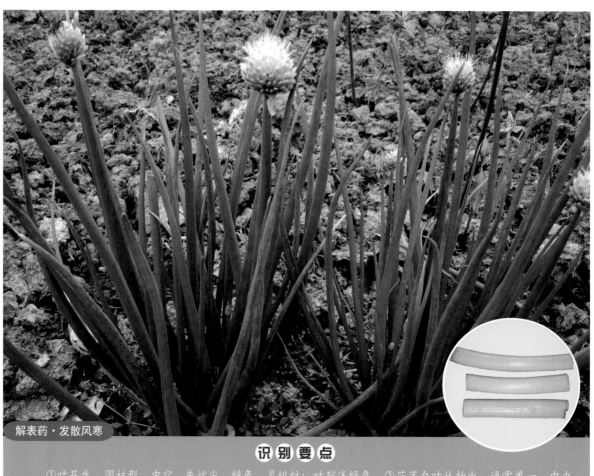

解表药·发散风寒

识别要点

①叶基生,圆柱形,中空,先端尖,绿色,具纵纹;叶鞘浅绿色。②花茎自叶丛抽出,通常单一,中央部膨大,中空,绿色,也有纵纹;伞形花序圆球状。

薄荷

别名：蕃荷菜、仁丹草、南薄荷、土薄荷、猫儿薄荷。
来源：为唇形科植物薄荷 *Mentha haplocalyx* Briq. 的干燥地上部分。

【生境分布】生长于河旁、山野湿地。主产于江苏、浙江、湖南等地。

【采收加工】夏、秋二季茎叶茂盛或花开至三轮时，选晴天，分次采割，晒干或阴干。

【性味功用】辛，凉。归肺、肝经。疏散风热，清利头目，利咽，透疹，疏肝行气。用于风热感冒，风温初起，头痛，目赤，喉痹，口疮，风疹，麻疹，胸胁胀闷。3～6克，入煎剂宜后下。

【精选验方】①牙痛，风热肿痛：薄荷、樟脑、花椒各等份，上为细末，擦患处。②小儿感冒：鲜薄荷5克，钩藤、贝母各3克，水煎服。③外感发热、咽痛：薄荷3克，桑叶、菊花各9克，水煎服。④目赤、咽痛：薄荷、桔梗各6克，牛蒡子、板蓝根、菊花各10克，水煎服。⑤鼻出血：鲜薄荷汁滴之或以干薄荷水煮，棉球蘸湿塞鼻。⑥眼睛红肿：薄荷、夏枯草、鱼腥草、菊花各10克，黄连5克，水煎服。

Jie Biao Yao Fa San Feng Re

解表药·发散风热

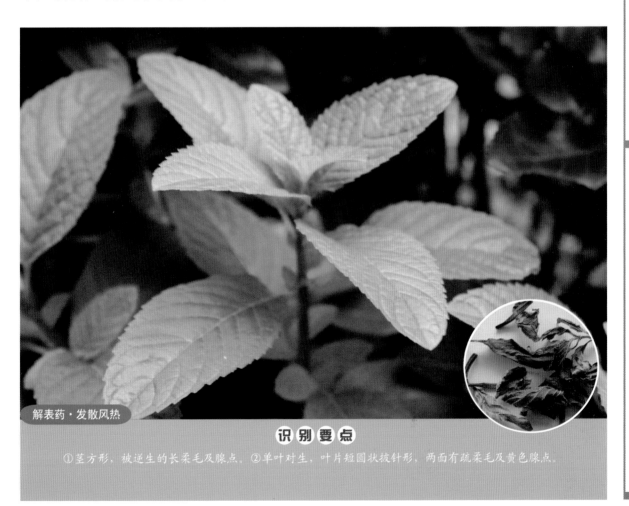

解表药·发散风热

识别要点
①茎方形，被逆生的长柔毛及腺点。②单叶对生，叶片短圆状披针形，两面有疏柔毛及黄色腺点。

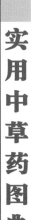
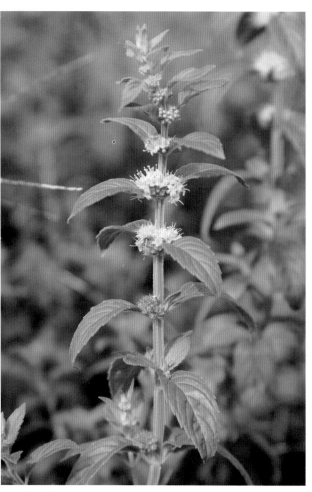

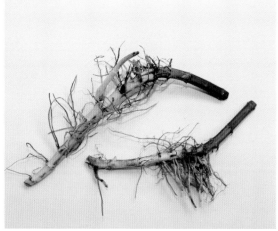

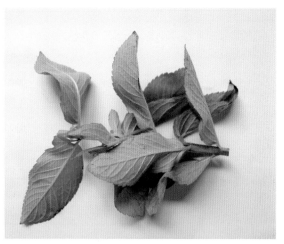

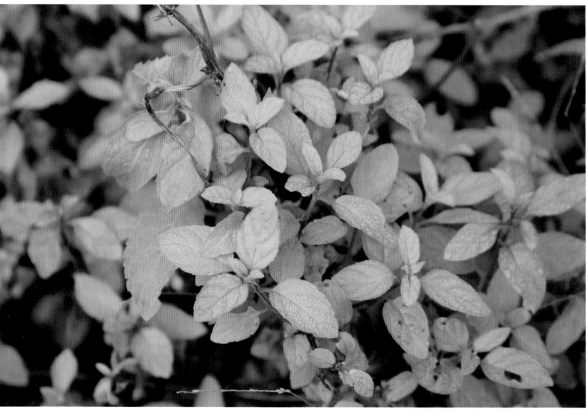

牛蒡子

别名：恶实、牛子、大力子、鼠黏子。
来源：为菊科植物牛蒡 *Arctium lappa* L.的干燥成熟果实。

【生境分布】生长于沟谷林边、荒山草地中；有栽培。主产于吉林、辽宁、黑龙江、浙江等地。

【采收加工】秋季果实成熟时采收果序。晒干，打下果实，除去杂质，再晒干。

【性味功用】辛、苦，寒。归肺、胃经。疏散风热，宣肺透疹，解毒利咽。用于风热感冒，咳嗽痰多，麻疹，风疹，咽喉肿痛，痄腮，丹毒，痈肿疮毒。6～12克。

【精选验方】①咽喉肿痛：牛蒡子、板蓝根、桔梗、薄荷、甘草各适量，水煎服。②麻疹不透：牛蒡子、葛根各6克，蝉蜕、荆芥各3克，水煎服。③痔疮：牛蒡根、漏芦根各适量，嫩猪大肠煮服。④急性中耳炎：鲜牛蒡根捣烂榨汁滴耳，每日数次。

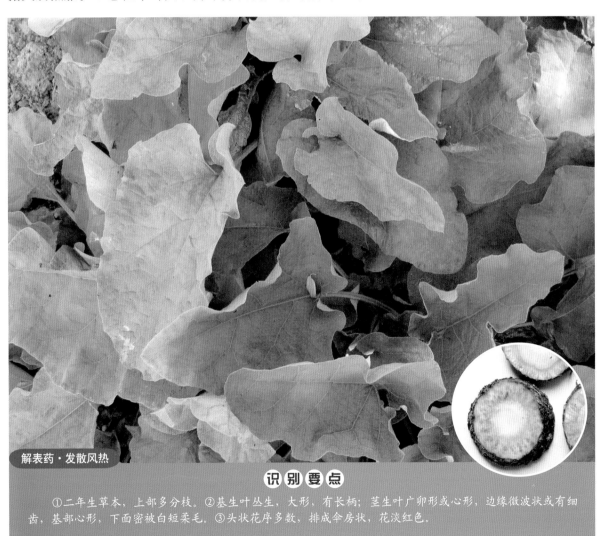

解表药·发散风热

识别要点

①二年生草本，上部多分枝。②基生叶丛生，大形，有长柄；茎生叶广卵形或心形，边缘微波状或有细齿，基部心形，下面密被白短柔毛。③头状花序多数，排成伞房状，花淡红色。

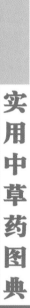
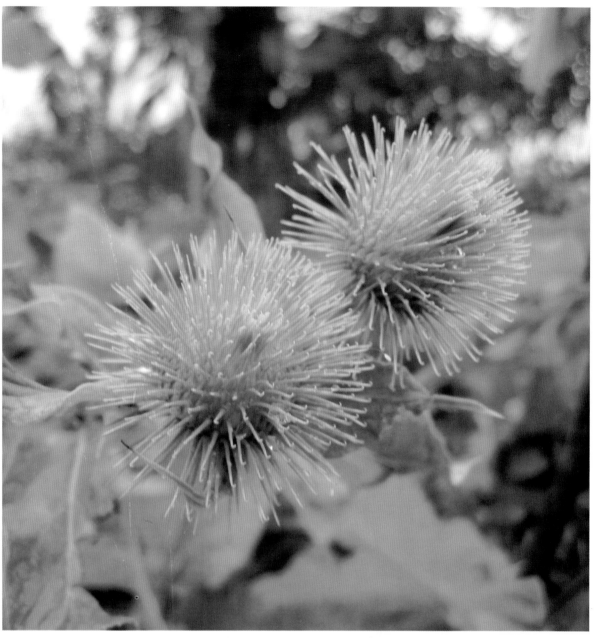

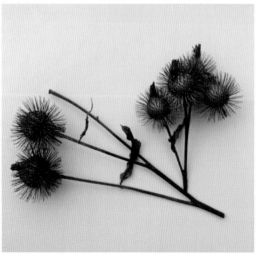

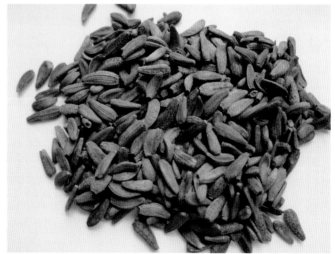

菊 花

别名： 菊华、真菊、金菊、节花、药菊、金蕊、甘菊。
来源： 为菊科植物菊 *Chrysanthemum morifolium* Ramat. 的干燥头状花序。

【生境分布】生长于平原、山地。主产于浙江、安徽、河南等地。

【采收加工】9~11月花盛开时分批采收，阴干或焙干，或熏、蒸后晒干。药材按产地和加工方法不同，分为"亳菊"、"滁菊"、"贡菊"、"杭菊"。

【性味功用】甘、苦，微寒。归肺、肝经。散风清热，平肝明目。用于风热感冒，头痛眩晕，目赤肿痛，眼目昏花。5~10克。

【精选验方】①感冒发热、头昏、目赤、咽喉不利：菊花6克，薄荷9克，金银花、桑叶各10克，沸水浸泡，代茶饮。②发热、咽干唇燥、咳嗽：菊花10克，桑叶、枇杷叶各5克，研成粗末，用沸水冲泡代茶饮。③轻微腋臭：白菊花、辛夷各9克，苞谷粉、冰片各60克，滑石粉30克，研细末，外用涂抹腋臭处。④头晕：白菊花1000克，茯苓500克，共捣为细末，每次服用6克，每日3次，温酒调下。

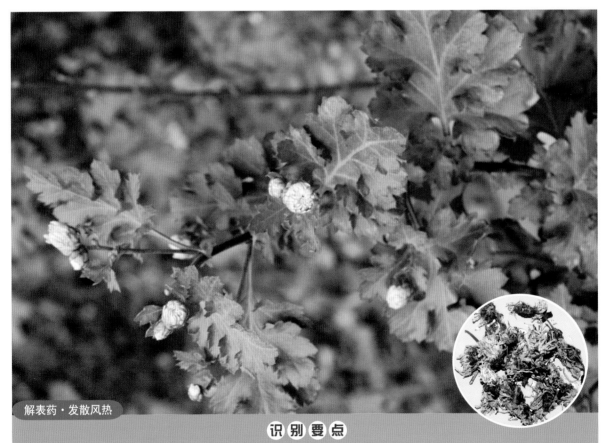

解表药·发散风热

识别要点

①茎直立，上部多分枝。②叶互生，卵形或卵状披针形，边缘具有粗大锯齿或深裂成羽状，基部楔形，下面有白色毛茸，具叶柄。

蔓荆子

别名： 荆子、荆条子、蔓青子、白布荆、万荆子。
来源： 为马鞭草科植物单叶蔓荆 *Vitex trifolia* L.var.*simplicifolia* Cham.等的干燥成熟果实。

【生境分布】 生长于海边、河湖沙滩上。主产于山东、江西、浙江、福建等地。

【采收加工】 秋季果实成熟时采收，除去杂质，晒干。

【性味功用】 辛、苦，微寒。归膀胱、肝、胃经。疏散风热，清利头目。用于风热感冒头痛，齿龈肿痛，目赤多泪，目暗不明，头晕目眩。5～10克。

【精选验方】 ①风寒侵目，肿痛流泪，涩胀羞明：蔓荆子15克，荆芥、白蒺藜各10克，柴胡、防风各5克，甘草2克，水煎服。②头屑多：蔓荆子、侧柏叶、川芎、桑白皮、细辛、旱莲草各50克，菊花100克，水煎去渣滓后洗发。③急性虹膜炎：蔓荆子、决明子、菊花各10克，木贼6克，水煎2次，混合后分上、下午服，每日1剂。④急慢性鼻炎：蔓荆子15克，葱须20克，薄荷6克，加水煎，取汁，代茶饮用，每日1剂。

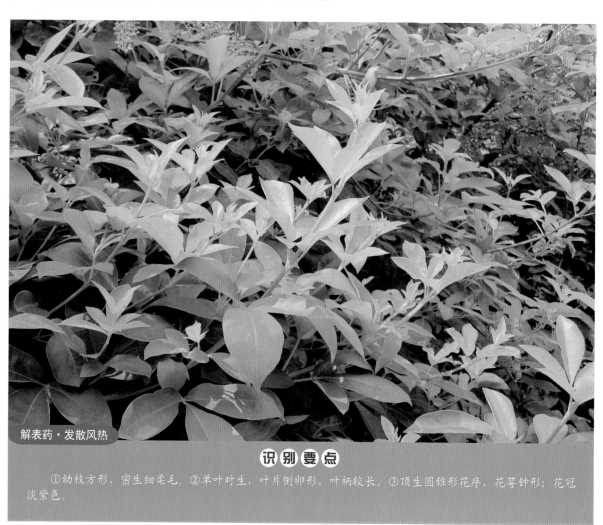

解表药·发散风热

识别要点

①幼枝方形，密生细柔毛。②单叶对生，叶片倒卵形，叶柄较长。③顶生圆锥形花序，花萼钟形；花冠淡紫色。

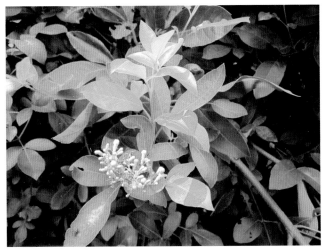

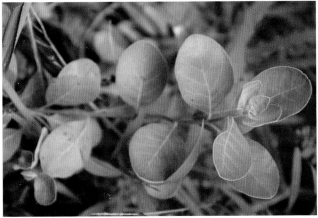

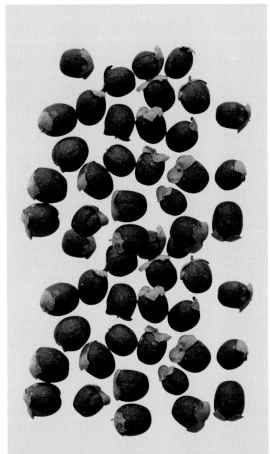

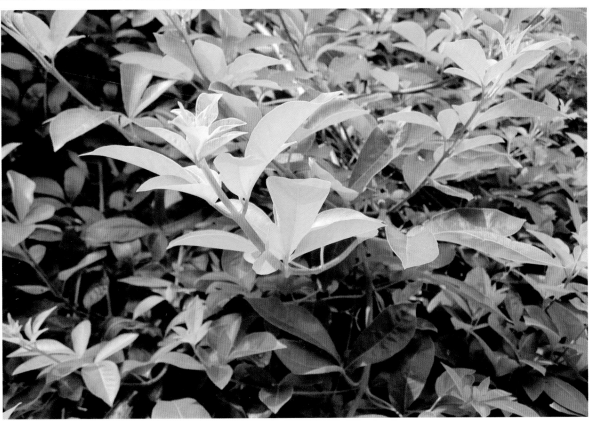

柴 胡

别名： 山菜、地薰、芘胡、菇草、柴草。
来源： 为伞形科植物柴胡*Bupleurum chinense* DC.等的干燥根。

【生境分布】生长于较干燥的山坡、林中空隙地、草丛、路边、沟边。主产于河北、河南、辽宁、湖北、陕西等地。

【采收加工】春、秋二季采挖，除去茎叶及泥沙，干燥。

【性味功用】辛，苦，微寒。归肝、胆、肺经。疏散退热，疏肝解郁，升举阳气。用于感冒发热，寒热往来，胸胁胀痛，月经不调，子宫脱垂，脱肛。3～10克。

【精选验方】①黄疸：柴胡6克，甘草3克，白茅根15克，水煎服。②黄疸型肝炎：柴胡10克，茵陈蒿15克，栀子8克，水煎服。③流行性感冒：柴胡12克，黄芩、半夏各10克，太子参、炙甘草各5克，生姜6克，大枣（去核）3个，板蓝根15克，水煎服，每日1剂。④感冒发热：柴胡、葛根各10克，黄芩8克，石膏15克，水煎服。⑤疟疾寒热往来：柴胡10克，黄芩8克，青蒿15克，水煎服。

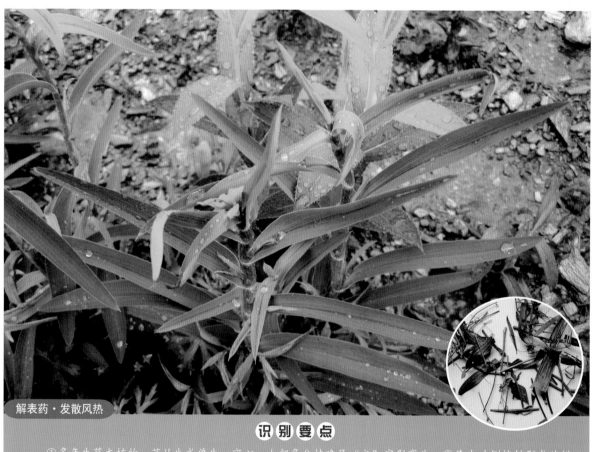

解表药·发散风热

识别要点

①多年生草本植物，茎丛生或单生，实心，上部多分枝略呈"之"字形弯曲。②基生叶倒披针形或狭椭圆形，早枯；中部叶倒披针形或宽条状披针形，下面具有粉霜。③复伞形花序，花鲜黄色。

Shi Yong Zhong Cao Yao Tu Dian

实用中草药图典

升 麻

别名：周麻、绿升麻、周升麻、鬼脸升麻、鸡骨升麻。
来源：为毛茛科植物大三叶升麻 *Cimicifuga heracleifolia* Kom. 等的干燥根茎。

【生境分布】生长在山坡、沙地。主产于黑龙江、吉林、辽宁等地。

【采收加工】秋季采挖，除去泥沙，晒至须根干时，燎去或除去须根，晒干。

【性味功用】辛、微甘，微寒。归肺、脾、胃、大肠经。发表透疹，清热解毒，升举阳气。用于风热头痛，齿痛，口疮，咽喉肿痛，麻疹不透，阳毒发斑，脱肛，子宫脱垂。3～10克。

【精选验方】①子宫脱垂：升麻、柴胡各10克，黄芪60克，党参12克，山药30克，水煎服，连服1～3个月。②气虚乏力，中气下陷：升麻、人参、柴胡、橘皮、当归、白术各6克，黄芪18克，炙甘草9克，水煎服。③风热头痛，眩晕：升麻、薄荷各6克，白术10克，水煎服。④口疮：升麻6克，黄柏、大青叶各10克，水煎服。⑤牙周炎：升麻10克，黄连、知母各6克，水煎服。

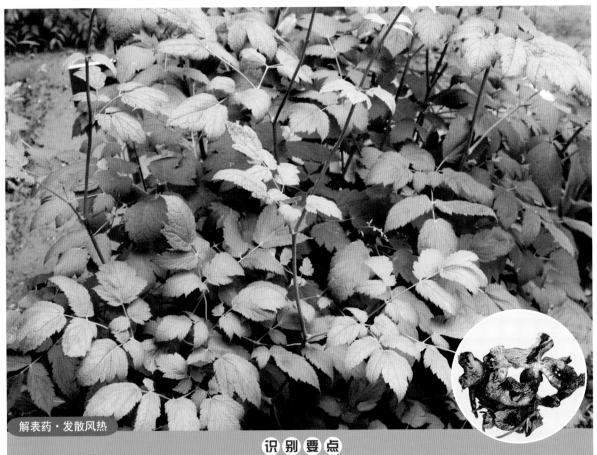

解表药·发散风热

识别要点

①根茎上生有多数内陷圆洞状的老茎残基。②叶互生，2回3出复叶，小叶卵形至广卵形，上部3浅裂，边缘有锯齿。③圆锥花序具分枝3～20条，花序轴和花梗密被灰色或锈色的腺毛及柔毛。

葛 根

别名：干葛、粉葛、甘葛、葛麻茹、黄葛根、葛子根。
来源：为豆科植物野葛*Pueraria lobata*(Willd.)Ohwi 的干燥根，习称野葛。

【生境分布】生长于山坡、平原。主产于湖南、浙江、河南、广西、广东、四川等地。

【采收加工】秋、冬二季采挖，趁鲜切成厚片或小块；干燥。

【性味功用】甘、辛，凉。归脾、胃、肺经。解肌退热，生津止渴，透疹，升阳止泻。用于外感发热头痛，项背强痛，口渴，消渴，麻疹不透，热痢，泄泻，眩晕头痛，中风偏瘫。10～15克。

【精选验方】①津伤口渴：葛根粉或葛根适量，煮汤食用；葛根煮猪排或鸭肉。②酒醉不醒：葛根汁适量，饮之，以酒醒为度。③妊娠热病心闷：葛根汁2升，分作3次服。④热痢、泄泻：葛根、马齿苋各15克，黄连6克，黄芩10克，水煎服。⑤脑动脉硬化，缺血性中风，脑出血后遗症：葛根20克，川芎、三七各6克，山楂10克，红花9克，水煎服。⑥麻疹透发不畅：葛根、升麻、芍药各6克，甘草3克，水煎服。

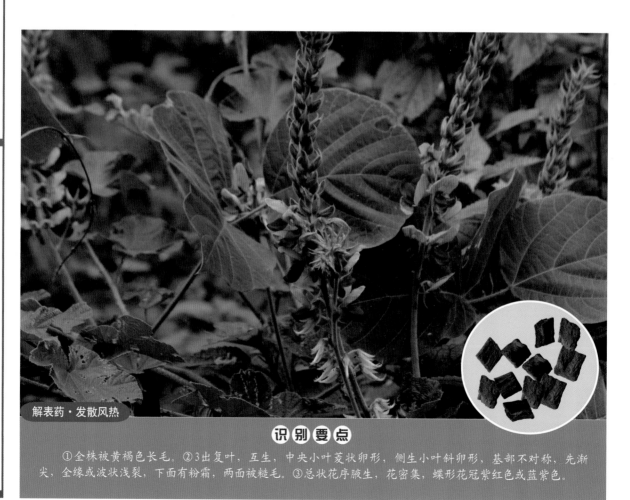

解表药·发散风热

识别要点

①全株被黄褐色长毛。②3出复叶，互生，中央小叶菱状卵形，侧生小叶斜卵形，基部不对称，先渐尖，全缘或波状浅裂，下面有粉霜，两面被糙毛。③总状花序腋生，花密集，蝶形花冠紫红色或蓝紫色。

淡豆豉

别名：豆豉、香豉、淡豉、大豆豉。
来源：为豆科植物大豆 *Glycine max*(L.)Merr.的成熟种子的发酵加工品。

【生境分布】生长于肥沃的田野。全国各地广泛栽培。

【采收加工】取桑叶、青蒿各70～100克，加水煎煮，滤过，煎液拌入净大豆1000克中，待吸尽后，蒸透，取出，稍晾，再置容器内，用煎过的桑叶、青蒿渣覆盖，闷使之发酵至黄衣上遍时取出，除去药渣，洗净，置容器内再闷15～20天，至充分发酵、香气溢出时取出，略蒸，干燥，即得。

【性味功用】苦、辛，凉。归肺、胃经。解表，除烦，宣发郁热。用于感冒，寒热头痛，烦躁胸闷，虚烦不眠。6～12克。

【精选验方】①风寒感冒：淡豆豉10克，葱白5克，生姜3片，水煎服，每日1剂。②感冒初期头痛：淡豆豉20克，生姜六七片，煮汤一碗，乘热饮之，饮后覆被小睡。③风寒阳虚感冒：淡豆豉10克，葱白3根，水煎服。④断奶乳胀：淡豆豉250克，水煎，服一小碗，余下洗乳房。⑤盗汗不止：淡豆豉100克，微炒香，白酒500毫升，浸泡3日，取汁任意服，两三剂即止。

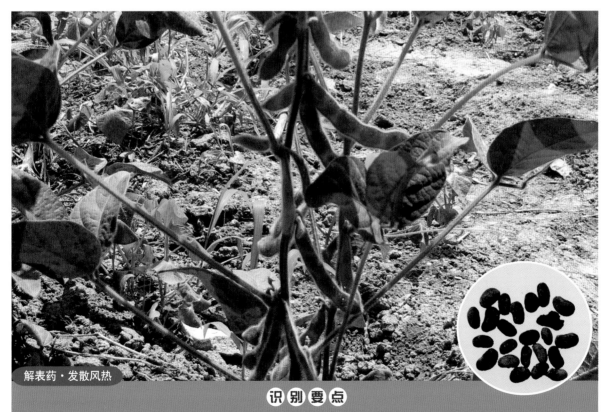

解表药·发散风热

识别要点

①茎多分枝，密生黄褐色长硬毛。②3出复叶，叶柄长达20厘米，密生黄色长硬毛；小叶卵形、广卵形或狭卵形，两侧的小叶通常为狭卵形。③荚果带状矩形，黄绿色或黄褐色，密生长硬毛。

木贼

别名： 擦草、锉草、无心草、节骨草、木贼草、节节草。
来源： 为木贼科植物木贼 *Equisetum hiemale* L. 的干燥地上部分。

【生境分布】生于河岸湿地、坡林下阴湿处、溪边等阴湿的环境。主产于陕西、吉林、辽宁、湖北及黑龙江等地。以陕西产量大，辽宁品质好。均为野生。

【采收加工】夏、秋二季采割，除去杂质，晒干或阴干。

【性味功用】甘、苦，平。归肺、肝经。疏散风热，明目退翳。用于风热目赤，迎风流泪，目生云翳。3～9克。

【精选验方】①肠风下血：木贼（去节，炒）30克，木馒（炒）、枳壳（制）、槐角（炒）、茯苓、荆芥各15克，上为末，每次6克，浓煎枣汤调下。②翳膜遮睛：木贼6克，蝉蜕、谷精草、黄芩、苍术各9克，蛇蜕、甘草各3克，水煎服。③目昏多泪：木贼、苍术各等份，共为末，温开水调服，每次6克，或为蜜丸服。④胎动不安：木贼（去节）、川芎等份，为末，每次9克，水1盏，入金银花3克煎服。⑤风热目赤，急性黄疸型肝炎：木贼30克，板蓝根、茵陈各15克，水煎服。

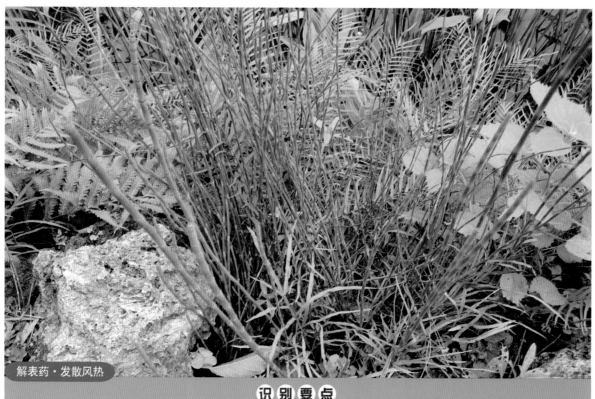

解表药·发散风热

识别要点

①枝端产生孢子叶球，矩形，顶端尖，形如毛笔头。②地上茎单一不分枝，中空，有纵列的脊，脊上有疣状突起2行，极粗糙。③叶成鞘状，紧包节上，顶部及基部各有一黑圈，鞘上的齿极易脱落。

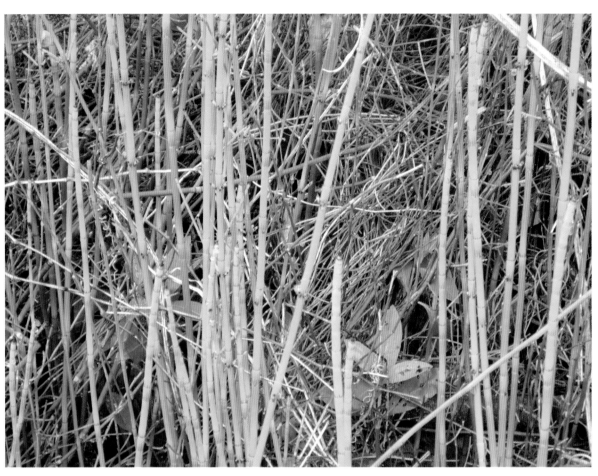

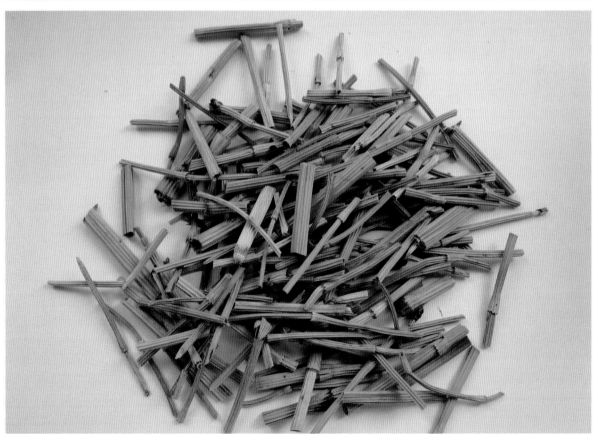

石膏

别名： 细石、冰石、软水石、细理石、寒水石。

来源： 为硫酸盐类矿物硬石膏族石膏，主含水硫酸钙($CaSO_4·2H_2O$)。

【生境分布】主产于湖北、安徽、河南、山东、四川、湖南、广西、广东、云南、新疆等地。

【采收加工】采挖后，除去泥沙及杂石。

【性味功用】甘、辛，大寒。归肺、胃经。清热泻火，除烦止渴。用于外感热病，高热烦渴，肺热喘咳，胃火亢盛，头痛，牙痛。15～60克，先煎。

【精选验方】①胃火头痛、牙痛、口疮：生石膏15克，升麻12克，水煎服。②热盛喘嗽：石膏100克，炙甘草25克，为末，每次15克，生姜、蜜调下。③痰热而喘：石膏、寒水石等量，为细末，煎人参汤，调下3克，饭后服。④乳腺炎、腮腺炎、淋巴管炎：生石膏30克，新鲜败酱草叶适量，共捣烂，加鸡蛋清调敷患处，每日2次。

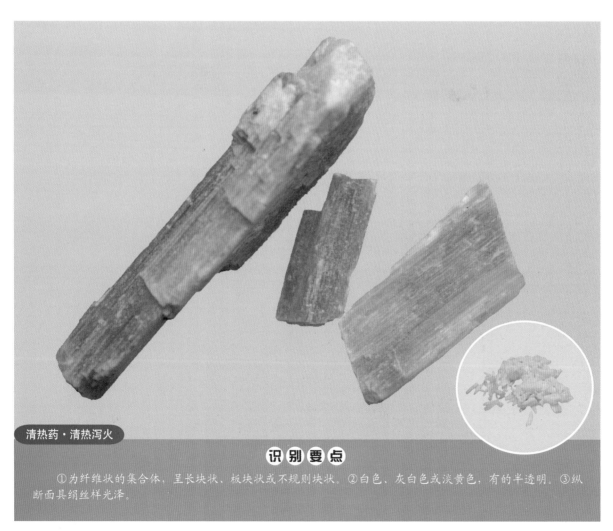

清热药·清热泻火

识别要点

①为纤维状的集合体，呈长块状、板块状或不规则块状。②白色、灰白色或淡黄色，有的半透明。③纵断面具绢丝样光泽。

知母

别名：地参、水须、淮知母、穿地龙。
来源：为百合科植物知母*Anemarrhena asphodeloides* Bge.的干燥根茎。

【生境分布】 生长于山地、干燥丘陵或草原地带。主产于山西、河北、内蒙古等地。

【采收加工】 春、秋二季采挖，除去须根及泥沙，晒干，习称"毛知母"；或除去外皮，晒干。

【性味功用】 苦、甘，寒。归肺、胃、肾经。清热泻火，滋阴润燥。用于外感热病，高热烦渴，肺热燥咳，骨蒸潮热，内热消渴，肠燥便秘。6～12克。

【精选验方】 ①咳嗽（肺热痰黄黏稠）：知母12克，黄芩9克，鱼腥草、瓜蒌各15克，水煎服。②骨蒸劳热、五心烦热：知母、熟地各12克，鳖甲、银柴胡各10克，水煎服。③烦渴不止：知母18克，生山药30克，生黄芪15克，生鸡内金6克，葛根5克，五味子、天花粉各9克，水煎服，每日1剂。④前列腺肥大：知母、黄柏、牛膝各20克，丹参30克，大黄15克，益母草50克，水煎服，每日1剂。

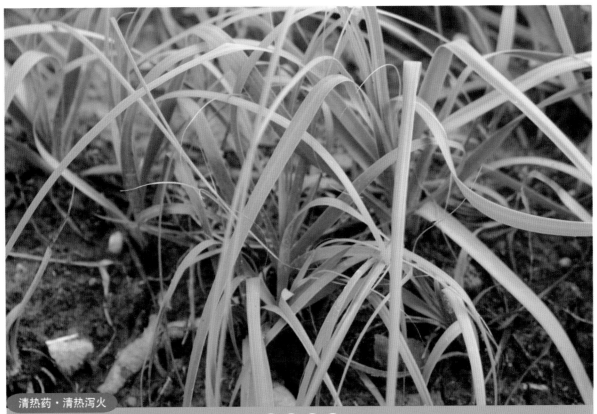

清热药·清热泻火

识别要点

①叶基部丛生，线形，基部常扩大成鞘状，具有多条平行脉，无明显中脉。②花葶直立，不分枝，其上生有尖尾状小苞片；花粉红色、淡紫色至白色。

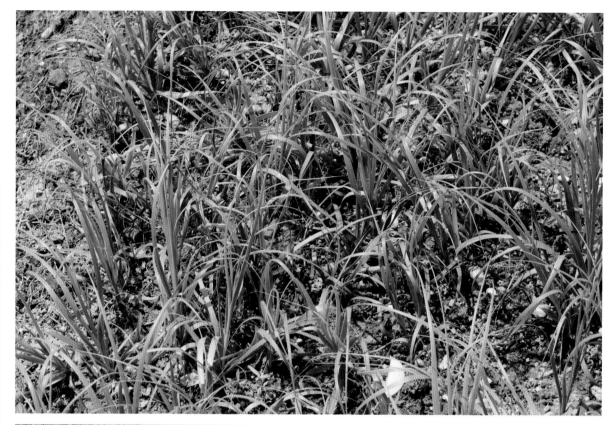

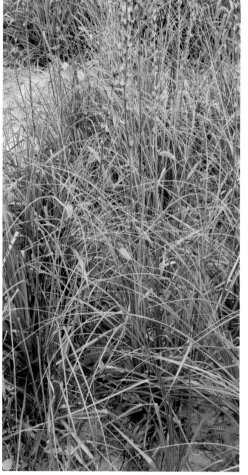
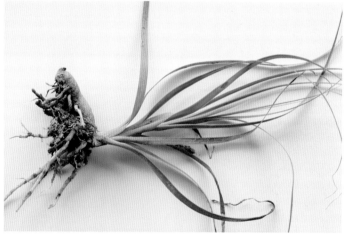

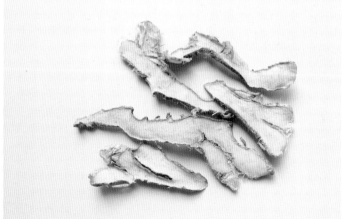

芦 根

别名：苇根、芦头、苇子根、甜梗子、芦芽根、芦柴头。
来源：为禾本科植物芦苇 *Phragmites communis* Trin. 的新鲜或干燥根茎。

【生境分布】多为野生，生长于池沼地、河溪地、湖边及河流两岸沙地及湿地等处。全国大部地区均产。

【采收加工】全年均可采挖，除去芽、须根及膜状叶，鲜用或晒干。

【性味功用】甘，寒。归肺、胃经。清热泻火，生津止渴，除烦，止呕，利尿。用于热病烦渴，胃热呕哕，肺热咳嗽，肺痈吐脓，热淋涩痛。15～30克；鲜品用量加倍，或捣汁用。

【精选验方】①肺热咳嗽，痰多黄稠：芦根、瓜蒌各12克，半夏、黄芩各10克，甘草6克，水煎服。②风疹不透：芦根、柽柳各30克，胡荽10克，煎汤内服或外洗。③胃热呕吐：芦根15克，竹茹、葛根各10克，生姜、甘草各3克，水煎服。④胃热呃逆、呕吐：芦根汁、姜汁各适量，口服。⑤肺脓肿，咳嗽胸痛，吐腥臭脓痰：芦根30克，薏苡仁20克，桃仁6克，冬瓜仁9克，水煎服。

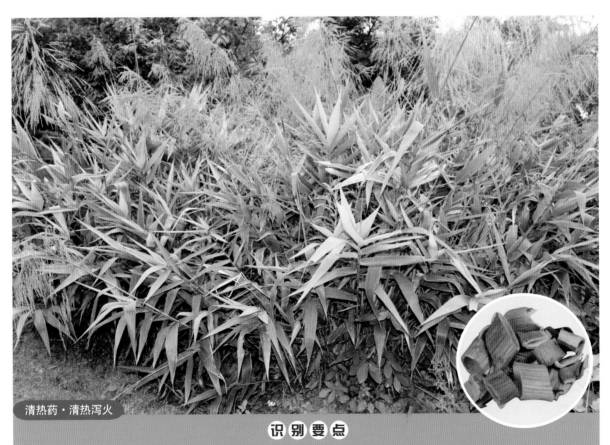

清热药·清热泻火

识别要点

①地上茎节下通常具白粉。②叶2列式排列，具叶鞘；叶鞘抱茎，无毛或具细毛；叶灰绿色或蓝绿色，线状披针形，粗糙，先端渐尖。③圆锥花序顶生，暗紫色或褐紫色，稀淡黄色。

天花粉

别名：蒌根、白药、蒌粉、栝楼根、栝蒌粉、天瓜粉。
来源：为葫芦科植物双边栝楼 *Trichosanthes rosthornii* Harms等的干燥根。

【生境分布】生长于向阳山坡、石缝、山脚、田野草丛中。主产于河南、山东、江苏、安徽等地。

【采收加工】秋、冬二季采挖，洗净，除去外皮，切段或纵剖成瓣，干燥。

【性味功用】甘、微苦，微寒。归肺、胃经。清热泻火，生津止渴，消肿排脓。用于热病烦渴，肺热燥咳，内热消渴，疮疡肿毒。10～15克。

【精选验方】①肺燥咳嗽、口渴：天花粉、天门冬、麦门冬、生地、白芍、秦艽各等份，水煎服。②胃及十二指肠溃疡：天花粉10克，贝母6克，鸡蛋壳5个，共研粉，每次6克，每日3次。③天疱疮、痱子：天花粉、连翘、金银花、赤芍、淡竹叶、泽泻、滑石、车前子、甘草各等份，水煎服。④肺热燥咳、干咳带血丝：天花粉、麦门冬各15克，仙鹤草12克，水煎服。

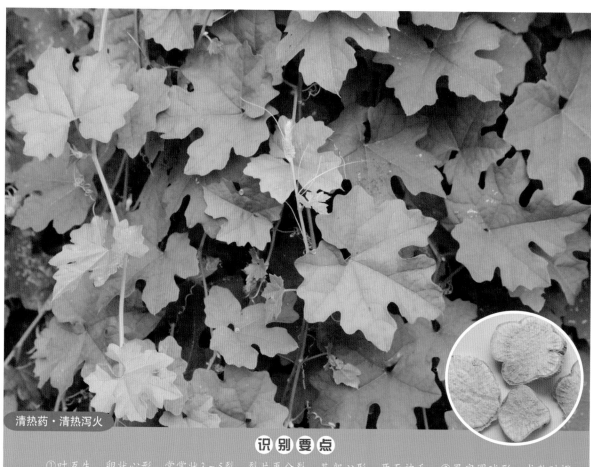

清热药·清热泻火

识别要点

①叶互生，卵状心形，常掌状3～5裂，裂片再分裂，基部心形，两面被毛。②果实圆球形，成熟时橙红色。

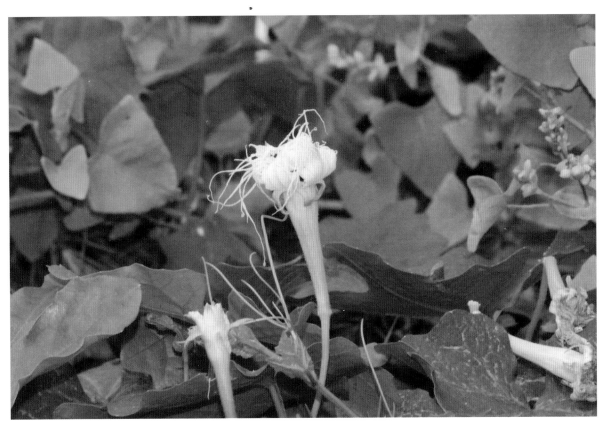

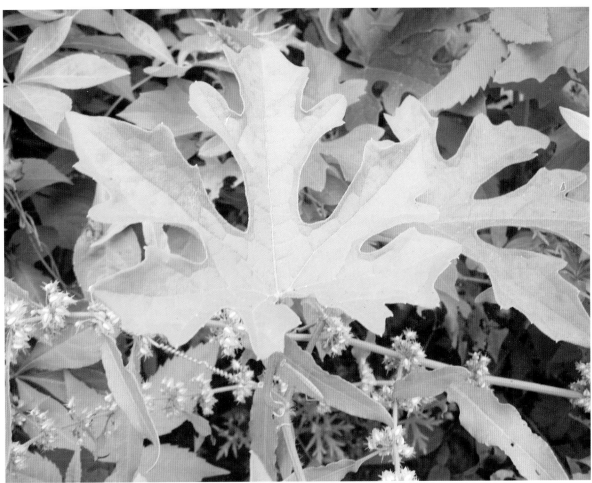

淡竹叶

别名：长竹叶、山鸡米、竹叶麦冬。
来源：为禾本科植物淡竹叶*Loptherum gracile* Brongn.的干燥茎叶。

【生境分布】生长于林下或沟边阴湿处。主产于浙江、安徽、湖南、四川、湖北、广东、江西等地。

【采收加工】夏季未抽花穗前采割，晒干。

【性味功用】甘、淡，寒。归心、胃、小肠经。清热泻火，除烦止渴，利尿通淋。用于热病烦渴，小便短赤涩痛，口舌生疮。6～10克。

【精选验方】①发热、心烦、口渴：淡竹叶10～15克，水煎服。②肺炎、高热、咳嗽：淡竹叶30克，麦冬15克，水煎，冲蜜服，每日2～3次。③尿血(热性疾病引起的)：淡竹叶12克，鲜茅根30克，仙鹤草15克，水煎服。④风热牙痛、牙龈溃烂：淡竹叶50克，生姜5克，食盐2克，生石膏30克，水煎，药液频频含咽。⑤脂溢性皮炎：淡竹叶、茵陈蒿、白花蛇舌草各20克，水煎取汁，洗头或涂抹患处，每日1～2次，每日1剂。

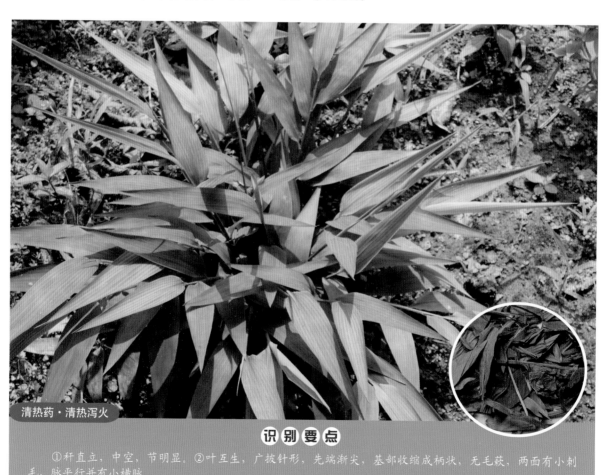

清热药·清热泻火

识别要点

①秆直立，中空，节明显。②叶互生，广披针形，先端渐尖，基部收缩成柄状，无毛萩，两面有小刺毛，脉平行并有小横脉。

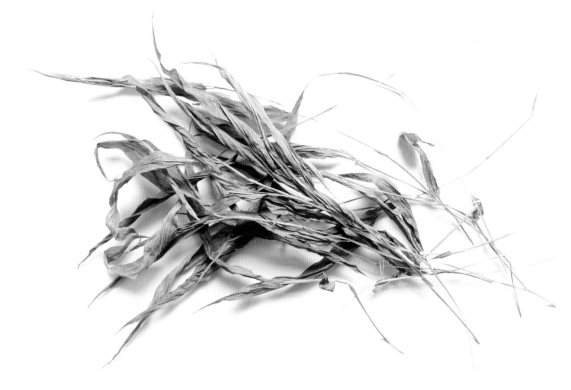

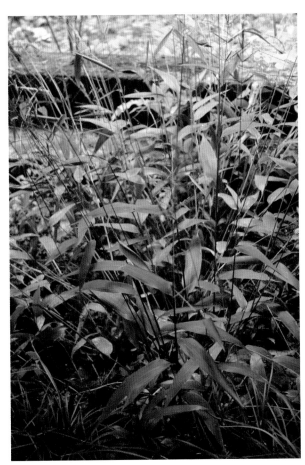

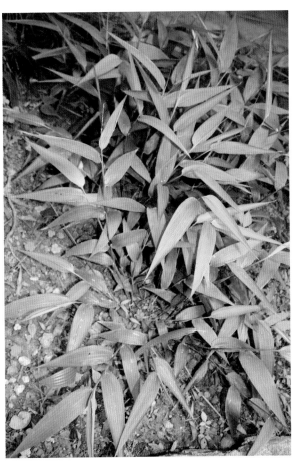

鸭跖草

别名：鸡舌草、竹叶草、鸭脚草、竹节草。
来源：为鸭跖草科植物鸭跖草*Commelina communis* L.的干燥地上部分。

【生境分布】生长于田野间。全国大部分地区有分布。
【采收加工】夏、秋二季采收，晒干。
【性味功用】甘、淡，寒。归肺、胃、小肠经。清热泻火，解毒，利水消肿。用于感冒发热，热病烦渴，咽喉肿痛，水肿尿少，热淋涩痛，痈肿疔毒。15～30克。外用适量。
【精选验方】①小便不通：鸭跖草、车前草各50克，同捣汁，入蜜少许，空心服之。②感冒：鸭跖草60克，水煎，温服，每日2～3次。③水肿：鸭跖草80克，白茅根30克，鸭肉100克，水煎，喝汤吃鸭肉，每日1次。④急性病毒性肝炎：鸭跖草6克，海金沙根30克，荸荠5个，甘蔗1段，水煎服，每日2次。⑤外伤出血：鲜鸭跖草捣烂外敷患处。

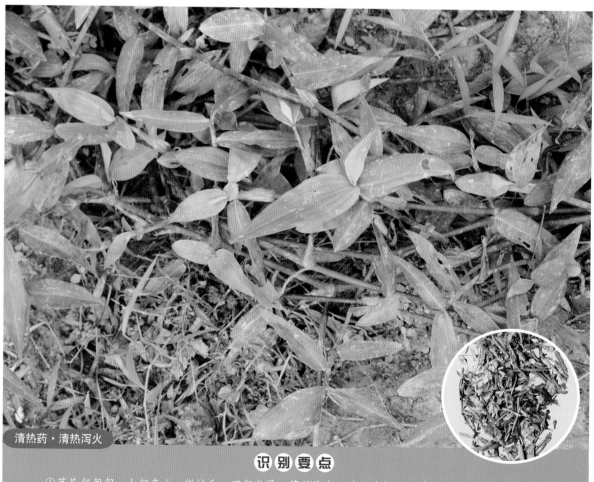

清热药·清热泻火

识别要点

①茎基部葡匐，上部直立，微被毛，下部光滑，节稍膨大，其上生根。②单叶互生，披针形或卵状披针形，基部下延成膜质鞘，抱茎，有缘毛；无柄或几无柄。

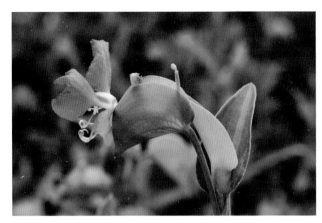

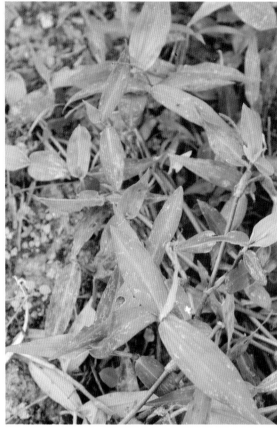

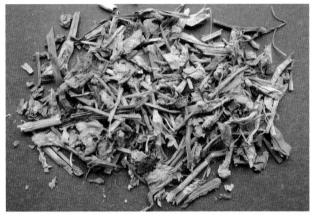

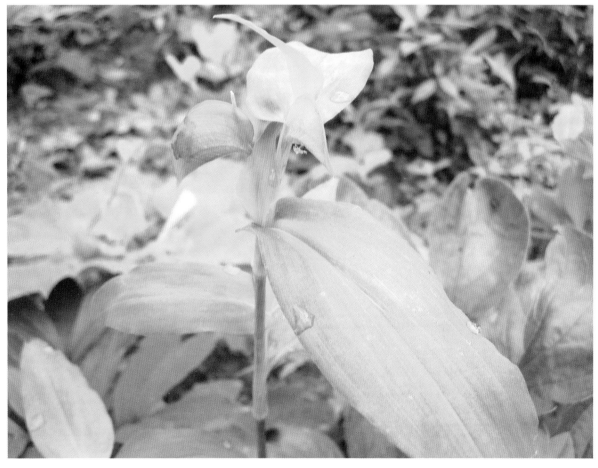

栀 子

别名：木丹、枝子、黄栀子、山栀子。
来源：为茜草科植物栀子*Gardenia jasminoides* Ellis的干燥成熟果实。

【生境分布】生长于山坡、路旁，南方各地有野生。全国大部分地区有栽培。

【采收加工】9～11月果实成熟呈红黄色时采收，除去果梗及杂质，蒸至上汽或置沸水中略烫，取出，干燥。

【性味功用】苦，寒。归心、肺、三焦经。泻火除烦，清热利湿，凉血解毒。用于热病心烦，湿热黄疸，淋证涩痛，血热吐衄，目赤肿痛，火毒疮疡；外治扭挫伤痛。6～10克。外用生品适量，研末调敷。

【精选验方】①尿血尿痛(热性疾病引起的)：生栀子末、滑石各等份，葱汤下。②热毒下血：栀子30枚，水3升，煎取1升，去滓服。③软组织挫伤：栀子粉适量，用食醋或凉茶调成糊状，外涂患处，干后即换。④毛囊炎：栀子粉、穿心莲粉各15克，冰片2克，凡士林100克，调匀外涂，每日2次。⑤结节性红斑：栀子粉20克，赤芍粉10克，凡士林100克，调匀外涂，每日2次。

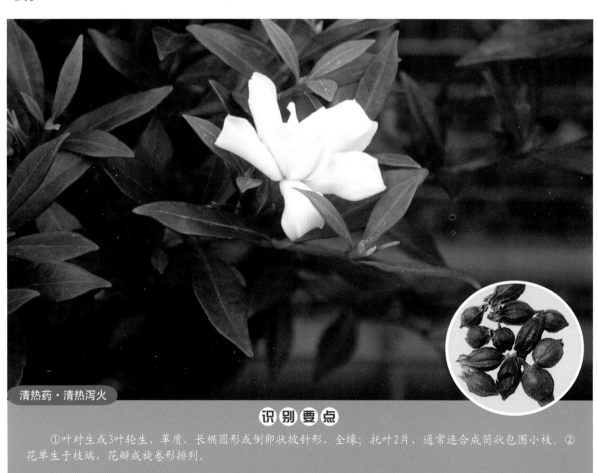

清热药·清热泻火

识别要点

①叶对生或3叶轮生，革质，长椭圆形或倒卵状披针形，全缘；托叶2片，通常连合成筒状包围小枝。②花单生于枝端，花瓣成旋卷形排列。

夏枯草

别名：铁色草、春夏草、棒槌草、羊肠菜、夏枯头、白花草。
来源：为唇形科植物夏枯草 *Prunella vulgaris* L. 的干燥果穗。

【生境分布】生长于荒地或路旁草丛中。分布于全国各地。

【采收加工】夏季果穗呈棕红色时采收，除去杂质，晒干。

【性味功用】辛、苦，寒。归肝、胆经。清肝泻火，明目，散结消肿。用于目赤肿痛，目珠夜痛，头痛眩晕，瘰疬，瘿瘤，乳痈肿痛，甲状腺肿大，淋巴结结核，乳腺增生，高血压。9～15克。

【精选验方】①肝虚目痛：夏枯草25克，香附子50克，共研为末，每次5克，茶汤调下。②打伤、刀伤：夏枯草适量，捣烂后敷在伤处。③巩膜炎：夏枯草、野菊花各30克，水煎，分2～3次服。④急性乳腺炎：夏枯草、败酱草各30克，赤芍18克，水煎服，每日2次。⑤急慢性结膜炎：夏枯草、菊花各18克，栀子15克，蝉蜕9克，甘草6克，水煎服，每日2次。

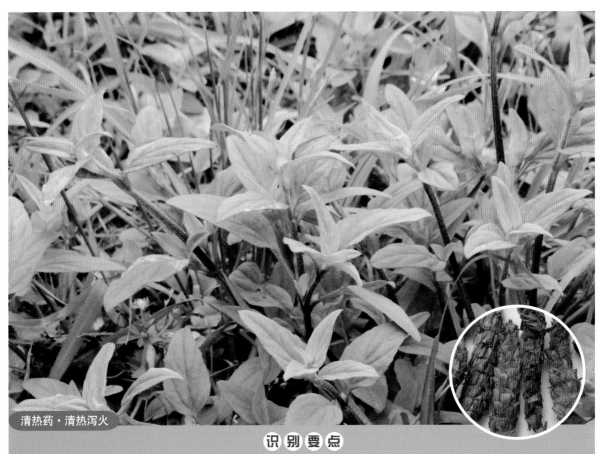

清热药·清热泻火

识别要点

①直立茎方形，表面暗红色，有细柔毛。②叶对生，卵形或椭圆状披针形，先端尖，基部楔形，两面均披毛，下面有细点；基部叶有长柄。③轮伞花序密集顶生成假穗状花序；花冠紫红色。

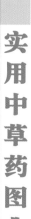
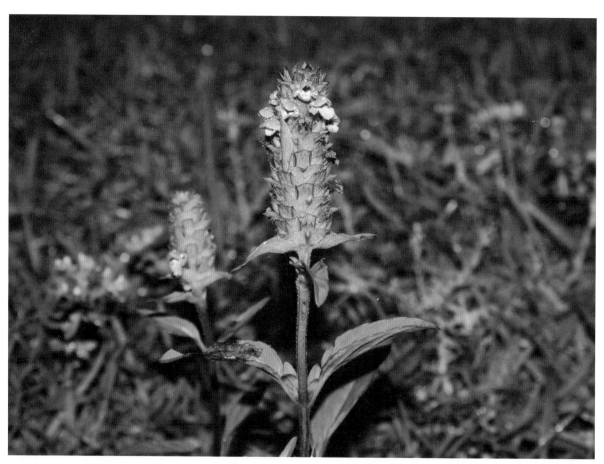

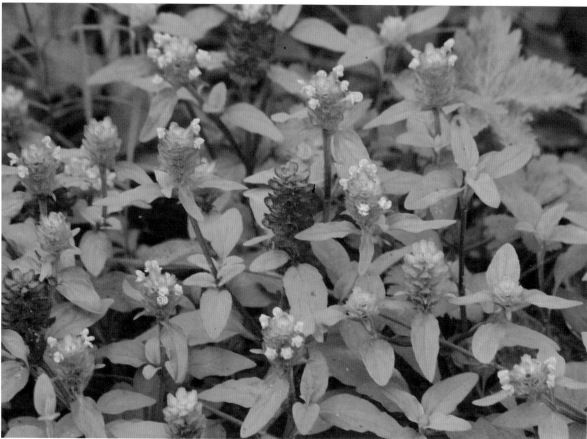

决明子

别名：决明、羊明、草决明、还瞳子、羊角豆、假绿豆。
来源：为豆科植物决明Cassia obtusifolia L.等的干燥成熟种子。

【生境分布】生长于村边、路旁和旷野等处。主产于安徽、江苏、浙江、广东、广西、四川等地。

【采收加工】秋季采收成熟果实，晒干，打下种子，除去杂质。

【性味功用】甘、苦、咸，微寒。归肝、大肠经。清热明目，润肠通便。用于目赤涩痛，羞明多泪，头痛眩晕，目暗不明，大便秘结。9～15克。

【精选验方】①急性结膜炎：决明子、菊花、蝉蜕、青葙子各15克，水煎服。②夜盲症：决明子、枸杞子各9克，猪肝适量，水煎，食肝服汤。③习惯性便秘：决明子、郁李仁各18克，沸水冲泡代茶饮。④外感风寒头痛：决明子50克，用火炒后研成细粉，然后用凉开水调和，擦在头部两侧太阳穴处。

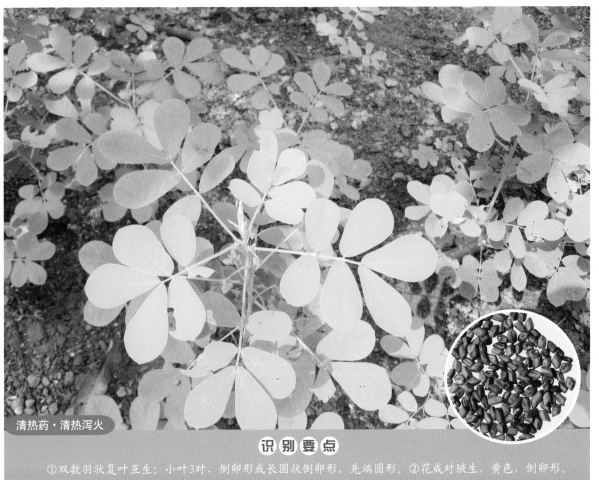

清热药·清热泻火

识别要点

①双数羽状复叶互生；小叶3对，倒卵形或长圆状倒卵形，先端圆形。②花成对腋生，黄色，倒卵形。③荚果条形。

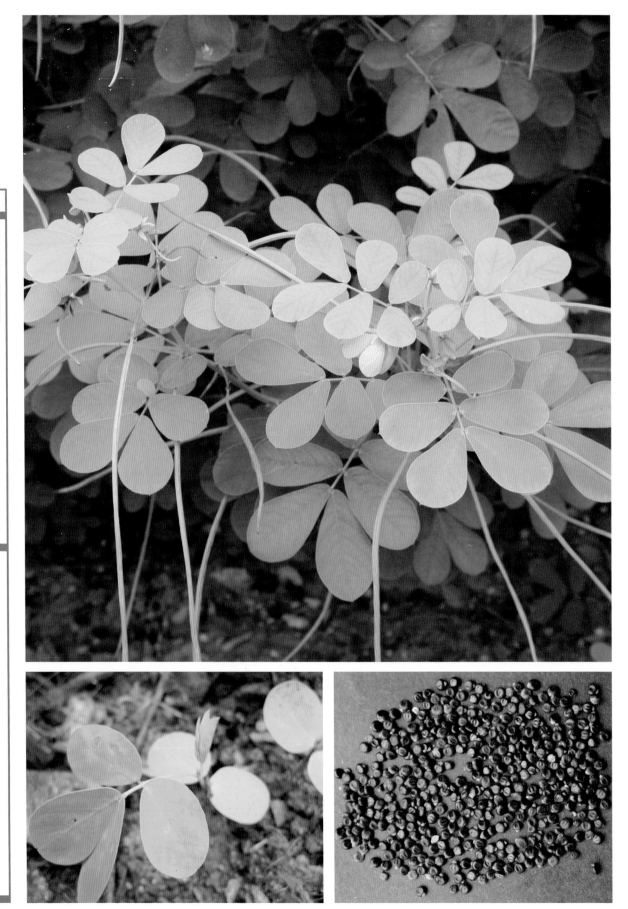

谷精草

别名：天星草、文星草、戴星草、流星草、移星草、谷精子。
来源：为谷精草科植物谷精草*Eriocaulon buergerianum* Koern.的干燥带花茎的头状花序。

【生境分布】生长于溪沟、田边阴湿地带。主产于江苏、浙江、湖北等地。

【采收加工】秋季采收，将花序连同花茎拔出，晒干。

【性味功用】辛、甘，平。归肝、肺经。疏散风热，明目退翳。用于风热目赤，肿痛羞明，眼生翳膜，风热头痛。5～10克。

【精选验方】①偏正头痛：谷精草适量，研为末，加白面糊调匀摊纸上贴痛处，干了再换。②鼻血不止：谷精草为末，每次10克，熟面汤送下。③夜盲症：谷精草、苍术各15克，夜明砂9克，猪肝200克，同煮，空腹食肝喝汤。④目中翳膜：谷精草、防风各等份，为末，米汤冲服。

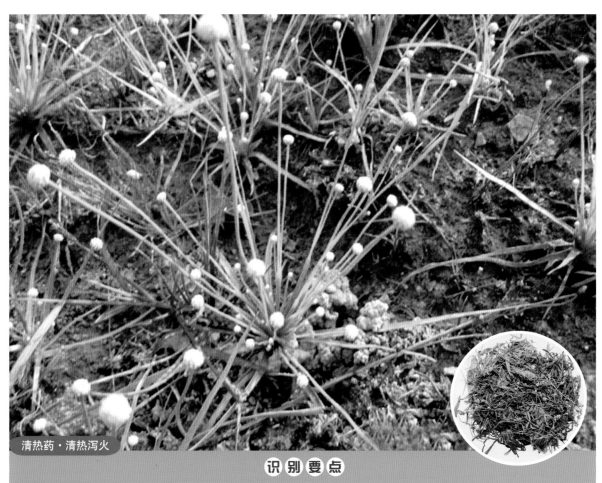

清热药·清热泻火

识别要点

①叶基生，长披针状线形，有横脉。②花小，单性，辐射对称，头状花序球形，顶生，总苞片宽倒卵形或近圆形，花苞片倒卵形，顶端聚尖。

Qing Re Yao · Qing Re Xie Huo

清热药·清热泻火

49

密蒙花

别名：蒙花、蒙花珠、糯米花、老蒙花、水锦花、鸡骨头花。
来源：为马钱科植物密蒙花 *Buddleja officinalis* Maxim. 的干燥花蕾及其花序。

【生境分布】生长于山坡、河边、丘陵、村边的灌木丛或草丛中。主产于湖北、四川、陕西、河南、云南等地。

【采收加工】春季花未开放时采收，除去杂质，干燥。

【性味功用】甘，微寒。归肝经。清热泻火，养肝明目，退翳。用于目赤肿痛，多泪羞明，眼生翳膜，肝虚目暗，视物昏花。3～9克。

【精选验方】①眼障翳：密蒙花、黄柏根（洗锉）各50克，上二味捣为末，炼蜜和丸，如梧桐子大，每次10～15丸，睡前服。②眼底出血：密蒙花、菊花各10克，红花3克，开水冲泡，加冰糖适量，代茶饮。

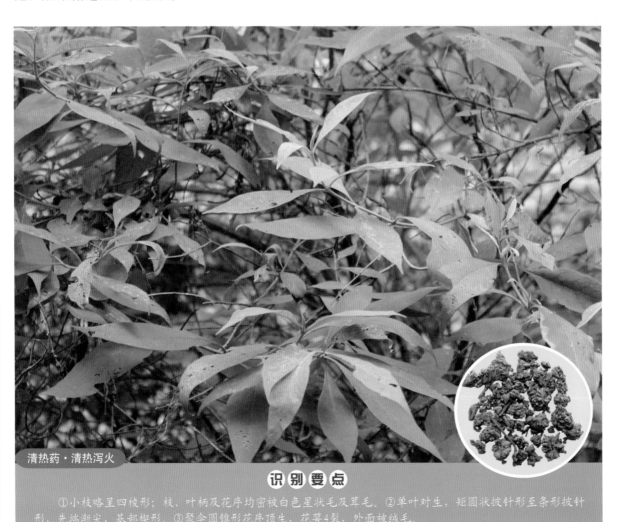

清热药·清热泻火

识别要点

①小枝略呈四棱形；枝、叶柄及花序均密被白色星状毛及茸毛。②单叶对生，矩圆状披针形至条形披针形，先端渐尖，基部楔形。③聚伞圆锥形花序顶生，花萼4裂，外面被绒毛。

青葙子

别名：草决明、狗尾巴子、牛尾花子、野鸡冠花子。
来源：为苋科植物青葙Celosia argentea L.的干燥成熟种子。

【生境分布】生长于平原或山坡。全国大部分地区均有栽培。

【采收加工】秋季果实成熟时采割植株或摘取果穗，晒干，收集种子，除去杂质。

【性味功用】苦，微寒。归肝经。清肝泻火，明目退翳。用于肝热目赤，目生翳膜，视物昏花，肝火眩晕。9～15克。

【精选验方】①慢性葡萄膜炎：青葙子、白扁豆各15克，元明粉（冲）4.5克，酸枣仁、茯苓各12克，密蒙花、决明子各9克，水煎服。②急性结膜炎：青葙子、黄芩、龙胆草各9克，菊花12克，生地15克，水煎服。③夜盲症：青葙子10克，乌枣30克，水煎服，饭前服用。

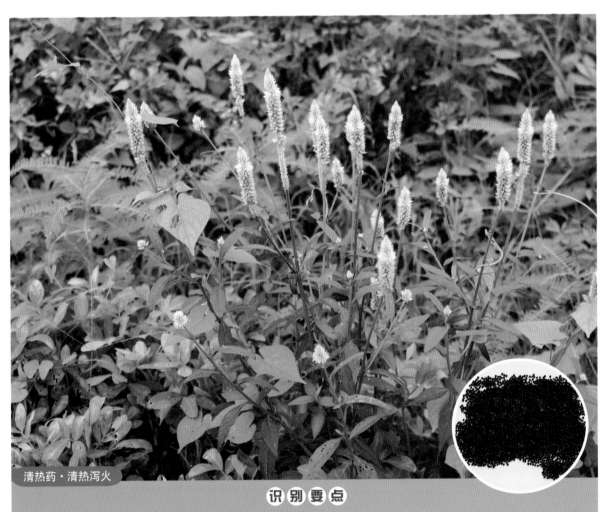

清热药·清热泻火

识别要点

①茎直立，绿色或带红紫色，有纵条纹。②叶互生，披针形或椭圆状披针形。③穗状花序顶生或腋生；苞片、小苞片和花被片干膜质，淡红色，后变白色。

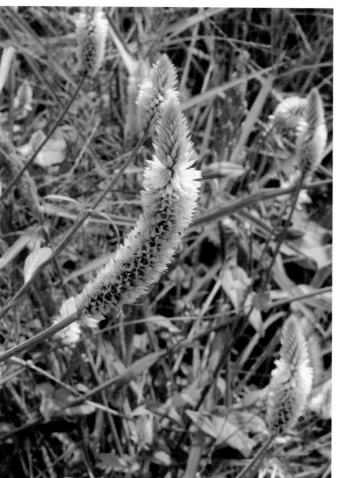
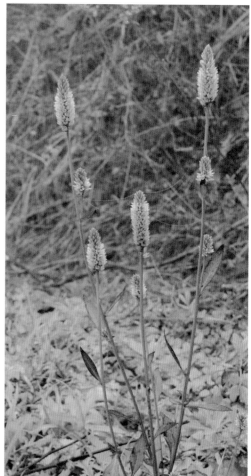
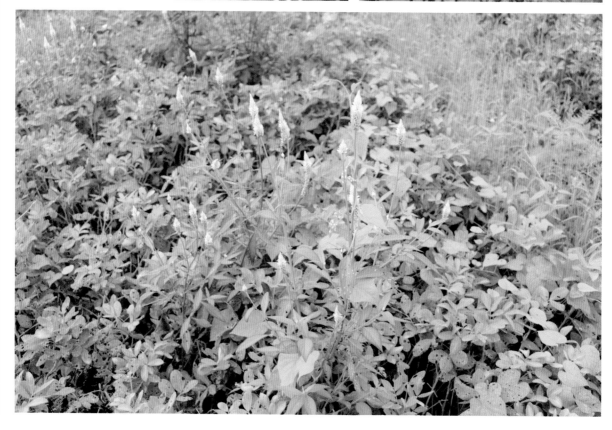

黄 芩

别名：腐肠、子芩、宿肠、条芩、土金茶根、黄金茶根。
来源：为唇形科植物黄芩*Scutellaria baicalensis* Georgi的干燥根。

【生境分布】生长于山顶、林缘、路旁、山坡等向阳较干燥的地方。主产于河北、山西、内蒙古等地。以河北承德所产质量最佳。

【采收加工】春、秋二季采挖，除去须根及泥沙，晒后撞去粗皮，晒干。

【性味功用】苦，寒。归肺、胆、脾、大肠、小肠经。清热燥湿，泻火解毒，止血，安胎。用于湿温、暑温，胸闷呕恶，湿热痞满，泻痢，黄疸，肺热咳嗽，高热烦渴，血热吐衄，痈肿疮毒，胎动不安。3～10克。

【精选验方】①泄泻热痢：黄芩、白芍、葛根各10克，白头翁15克，水煎服。②偏正头痛：黄芩片适量，酒浸透，晒干为末，每次3克，茶、酒下。③慢性气管炎：黄芩、葶苈子各等份，共为细末，糖衣为片，每片含生药0.8克，每次5片，每日3次。④胎热胎动不安：黄芩10克，生地黄、竹茹各15克，水煎服。⑤尿路感染、血尿：黄芩24克，水煎，分3次服。

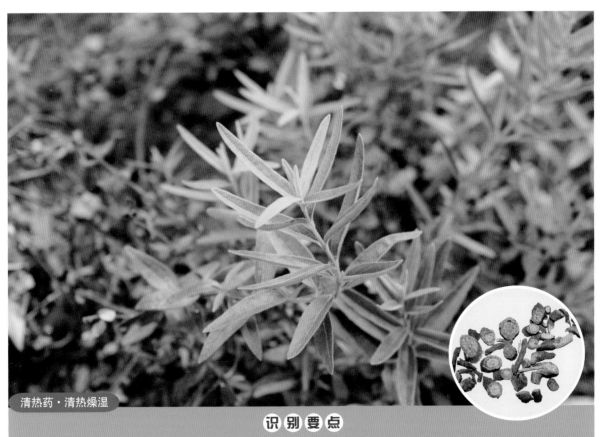

清热药·清热燥湿

识别要点

①茎四棱形，多分枝。②叶披针形，对生，全缘，上面深绿色，无毛或疏被短毛，下面有散在的暗腺点。

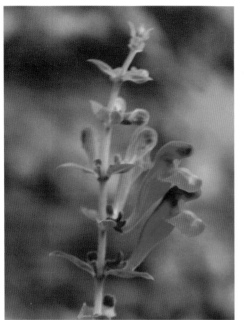

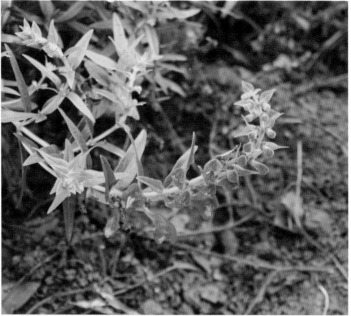

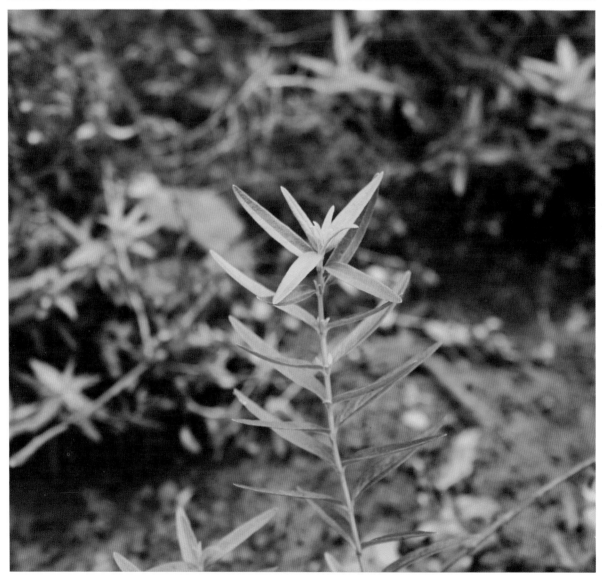

黄 连

别名： 味连、王连、雅连、支连、云连、川连。
来源： 为毛茛科植物黄连 *Coptis chinensis* Franch.等的干燥根茎。

【生境分布】生长于海拔1000～1900米的山谷、凉湿荫蔽密林中，也有栽培品。主产于四川、湖北、山西、甘肃等地。

【采收加工】秋季采挖，除去须根及泥沙，干燥，撞去残留须根。

【性味功用】苦，寒。归心、脾、胃、肝、胆、大肠经。清热燥湿，泻火解毒。用于湿热痞满，呕吐吞酸，泻痢，黄疸，高热神昏，心火亢盛，心烦不寐，血热吐衄，目赤，牙痛，消渴，痈肿疔疮；外治湿疹，湿疮，耳道流脓。2～5克。外用适量。

【精选验方】①痔疮：黄连100克，煎膏，加入等份芒硝、冰片5克，敷痔疮上。②黄疸：黄连5克，茵陈15克，栀子10克，水煎服。③痈疮、湿疮、耳道流脓：黄连研末，茶油调涂患处。④颈痛、背痛：黄连、黄芩、炙甘草各6克，栀子、枳实、柴胡、赤芍、金银花各9克，水煎服。⑤心肾不交失眠：黄连、肉桂各5克，半夏、炙甘草各20克，水煎服。

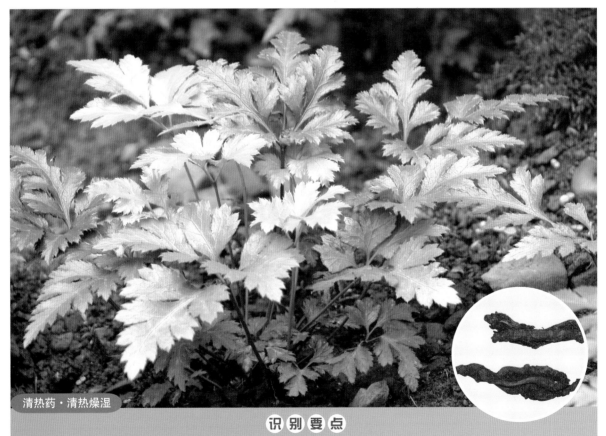

清热药·清热燥湿

识别要点

①叶基生，有长柄；叶片卵状三角形，3全裂，中央裂片棱形，具柄，羽毛深裂，边缘有锐锯齿。②花葶1～2，2歧或多歧聚伞花序，苞片披针形，羽状深裂。

黄 柏

别名： 黄檗、元柏、檗木。
来源： 为芸香科植物黄皮树 *Phellodendron chinense* Schneid. 等的干燥树皮。

【生境分布】生长于沟边、路旁，土壤比较肥沃的潮湿地。主产于四川、湖北、贵州、云南、江西、浙江等地。

【采收加工】剥取树皮后，除去粗皮，晒干。

【性味功用】苦，寒。归肾、膀胱经。清热燥湿，泻火除蒸，解毒疗疮。用于湿热泻痢，黄疸尿赤，带下阴痒，热淋涩痛，脚气痿躄，骨蒸劳热，盗汗，遗精，疮疡肿毒，湿疹瘙痒。盐黄柏滋阴降火。用于阴虚火旺，盗汗骨蒸。3～12克。外用适量。

【精选验方】①脓疱疮：黄柏、煅石膏各30克，枯矾12克，共研细粉，茶油调涂患处，每日1～2次。②糖尿病：黄柏500克，水1升，煮三五沸，渴即饮之。③新生儿脐炎：黄柏5克，煅石膏1克，枯矾1克，共研极细末，涂患处，每日2～3次。④下肢足膝肿痛：黄柏、苍术、牛膝各12克，水煎服。

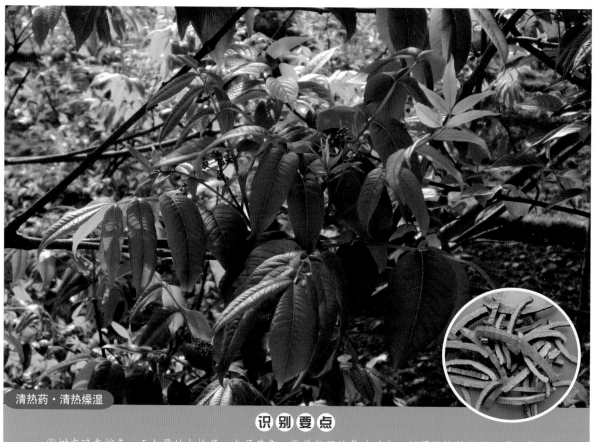

清热药·清热燥湿

识别要点

①树皮暗灰棕色，无加厚的木栓层，内层黄色。②单数羽状复叶对生，矩圆状披针形至矩圆状卵形，上面仅中脉密被短毛，下面全密被长柔毛。

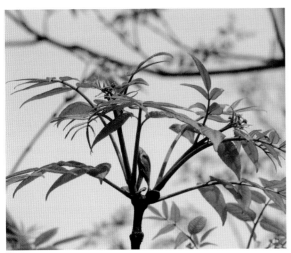

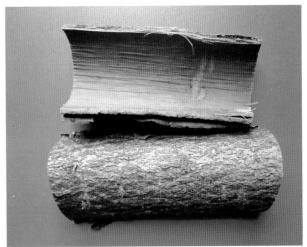

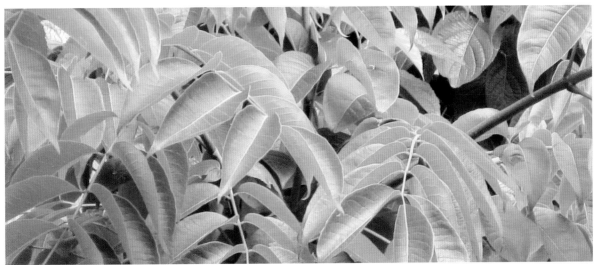

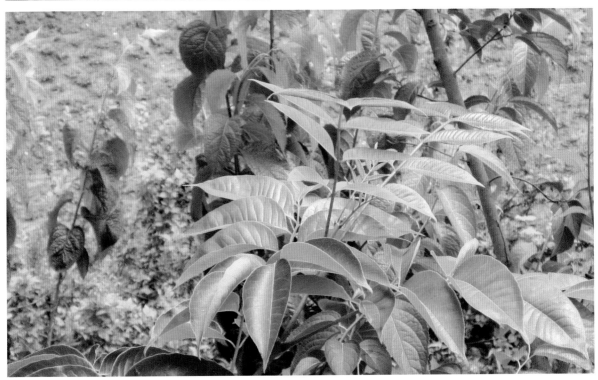

龙 胆

别名：胆草、草龙胆、水龙胆、龙胆草、山龙胆、龙须草。
来源：为龙胆科植物龙胆*Gentiana scabra* Bge.等的干燥根及根茎。

【**生境分布**】生长于山坡草地、河滩灌木丛中、路边以及林下草甸。主产于东北。

【**采收加工**】春、秋二季采挖，洗净，干燥。

【**性味功用**】苦，寒。归肝、胆经。清热燥湿，泻肝胆火。用于湿热黄疸，阴肿阴痒，带下，湿疹瘙痒，肝火目赤，耳鸣耳聋，胁痛口苦，强中，惊风抽搐。3～6克。

【**精选验方**】①目赤肿痛：龙胆15～30克，捣汁服。②皮肤刀伤肿痛：龙胆适量，加茶油，捣烂，贴患处。③带状疱疹：龙胆30克，丹参15克，川芎10克，水煎服。④腮腺炎：龙胆、鸭舌草各适量，加红糖共捣烂，贴患处。⑤滴虫阴道炎：龙胆、苦参各15克，百部、枯矾、黄柏、川椒各10克，水煎，热熏。

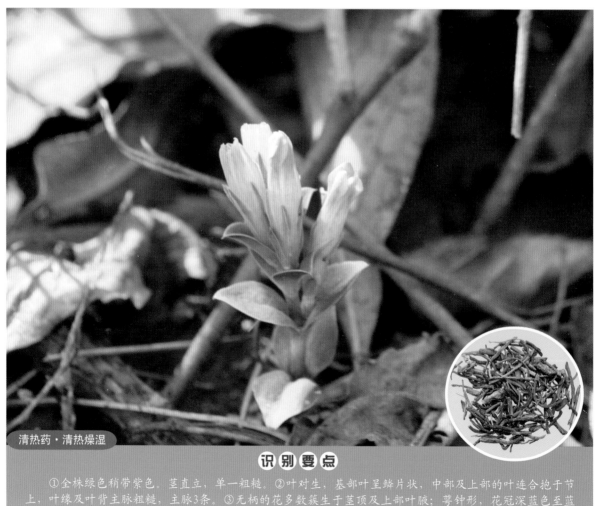

清热药·清热燥湿

识别要点

①全株绿色稍带紫色。茎直立，单一粗糙。②叶对生，基部叶呈鳞片状，中部及上部的叶连合抱于节上，叶缘及叶背主脉粗糙，主脉3条。③无柄的花多数簇生于茎顶及上部叶腋；萼钟形，花冠深蓝色至蓝色，花丝基部有宽翅。

秦 皮

别名：秦白皮、鸡糠树、青榔木、白荆树。
来源：为木犀科植物白蜡树Fraxinus chinensis *Roxb.*等的干燥枝皮或干皮。

【生境分布】生长于山沟、山坡及丛林中。主产于陕西、四川、宁夏、云南、贵州、河北等地。

【采收加工】春、秋二季剥取，晒干。

【性味功用】苦、涩，寒。归肝、胆、大肠经。清热燥湿，收涩止痢，止带，明目。用于热痢泄泻，赤白带下，目赤肿痛，目生翳膜。6～12克。外用适量，煎洗患处。

【精选验方】①腹泻：秦皮15克，水煎加糖，分服。②麦粒肿，大便干燥：秦皮15克，大黄10克，水煎服。孕妇忌服。③小儿惊痫发热：秦皮、茯苓各5克，甘草2克，灯心草20根，水煎服。④阴道炎：秦皮12克，乌梅30克，加水煎煮，去渣取汁，临用时加白糖，每日2次，空腹食用。

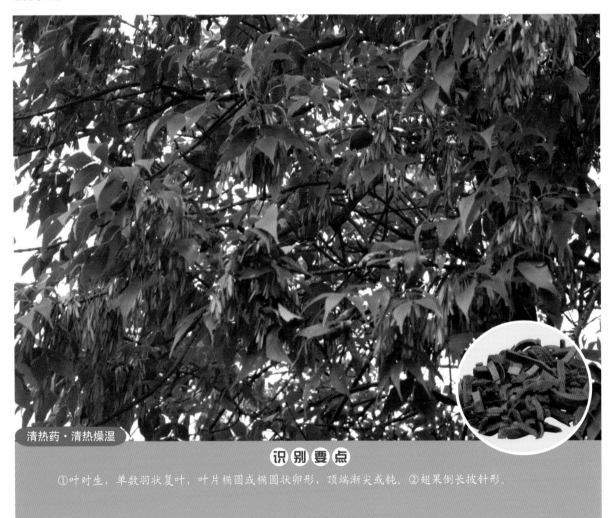

清热药·清热燥湿

识别要点

①叶对生，单数羽状复叶，叶片椭圆或椭圆状卵形，顶端渐尖或钝。②翅果倒长披针形。

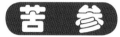

苦 参

别名：苦骨、川参、地参、牛参、地骨、凤凰爪、山槐根。
来源：为豆科植物苦参 *Sophora flavescens* Ait. 的干燥根。

【生境分布】生长于沙地或向阳山坡草丛中及溪沟边。分布于全国各地。

【采收加工】春、秋二季采挖，除去根头及小支根，洗净，干燥，或趁鲜切片，干燥。

【性味功用】苦，寒。归心、肝、胃、大肠、膀胱经。清热燥湿，杀虫，利尿。用于热痢，便血，黄疸尿闭，赤白带下，阴肿阴痒，湿疹，湿疮，皮肤瘙痒，疥癣麻风；外治滴虫阴道炎。4.5～9克。外用适量，煎汤洗患处。

【精选验方】①心悸：苦参20克，水煎服。②婴儿湿疹：先将苦参30克浓煎取汁，去渣，再将打散的1个鸡蛋及红糖30克同时加入，煮熟即可，饮汤，每日1次，连用6日。

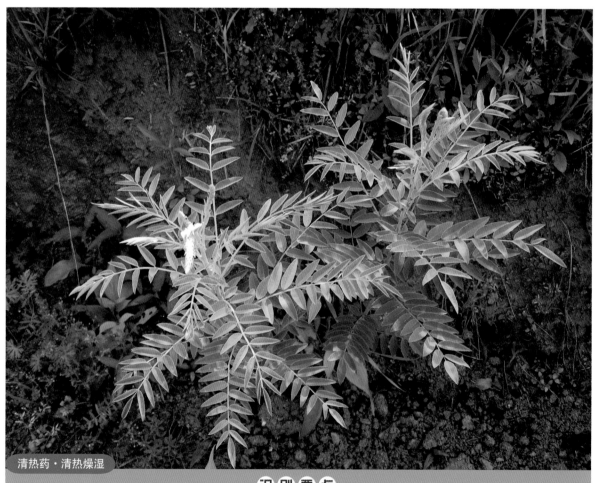

清热药·清热燥湿

识别要点

①茎绿色，有纵沟。②奇数羽状复叶，托叶线形，叶片上面无毛，下面疏被柔毛。③总状花序顶生，被短毛；花冠蝶形，淡黄色或白色，旗瓣匙形。

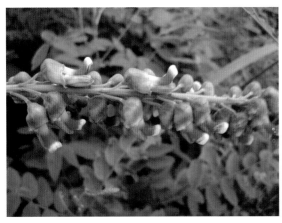
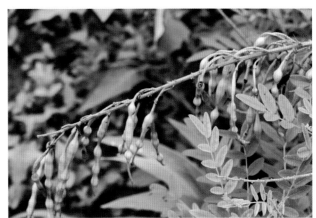
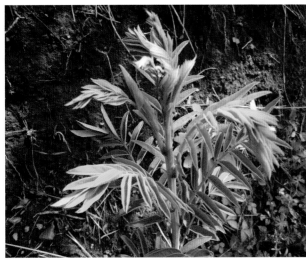
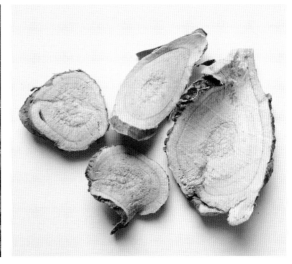

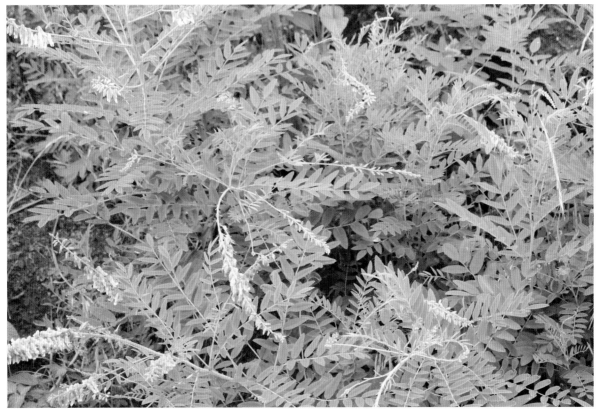

白鲜皮

别名： 藓皮、臭根皮、北鲜皮、白膻皮。
来源： 为芸香科植物白鲜 *Dictamnus dasycarpus* Turcz. 的干燥根皮。

【生境分布】 生长于土坡、灌木丛中、森林下及山坡阳坡。主产于辽宁、河北、山东、江苏等地。均为野生。

【采收加工】 春、秋二季采挖根部，除去泥沙及粗皮，剥取根皮，干燥。

【性味功用】 苦，寒。归脾、胃、膀胱经。清热燥湿，祛风解毒。用于湿热疮毒，黄水淋漓，湿疹，风疹，疥癣疮癞，风湿热痹，黄疸尿赤。5～10克。外用适量，煎汤洗或研粉敷。

【精选验方】 ①慢性湿疹：白鲜皮、防风各9克，当归、薄荷、甘草各6克，沙苑子12克，水煎服。②疥癣、慢性湿疹：白鲜皮、地肤子、苦参、蛇床子各10克，水煎熏洗患处。③湿热黄疸：白鲜皮、茵陈各9克，水煎服。④脚癣、湿疹、疥癣：白鲜皮50克，鲜木槿皮150克，加95%乙醇1000毫升浸泡数日即得，每日外涂患处数次。

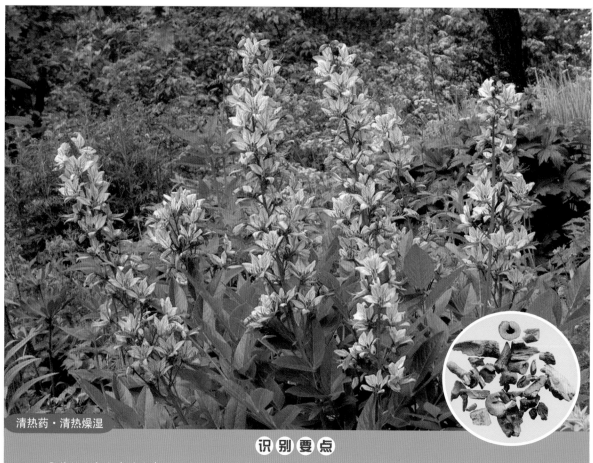

清热药·清热燥湿

识别要点

①茎幼嫩部分密被白色的长毛及凸起的腺点。②单数羽状复叶互生，卵形至卵状披针形。③总状花序顶生，花白色，有淡红色条纹。

金银花

别名： 双花、银花、忍冬花、二宝花、金银藤。
来源： 为忍冬科植物忍冬 *Lonicera japonica* Thunb. 等的干燥花蕾或带初开的花。

【生境分布】生长于路旁、山坡灌木丛或疏林中。全国大部分地区有分布。

【采收加工】夏初花开放前采收，干燥。

【性味功用】甘，寒。归肺、心、胃经。清热解毒，疏散风热。用于痈肿疔疮，喉痹，丹毒，热毒血痢，风热感冒，温病发热。6～15克。

【精选验方】①咽喉炎：金银花15克，生甘草3克，煎水含漱。②感冒发热、头痛咽痛：金银花60克，山楂20克，煎水代茶饮。③痢疾：金银花15克，焙干研末，水调服。④胆囊炎胁痛：金银花50克，花茶叶20克，沏水当茶喝。⑤慢性咽喉炎：金银花、人参叶各15克，甘草3克，开水泡，代茶饮。

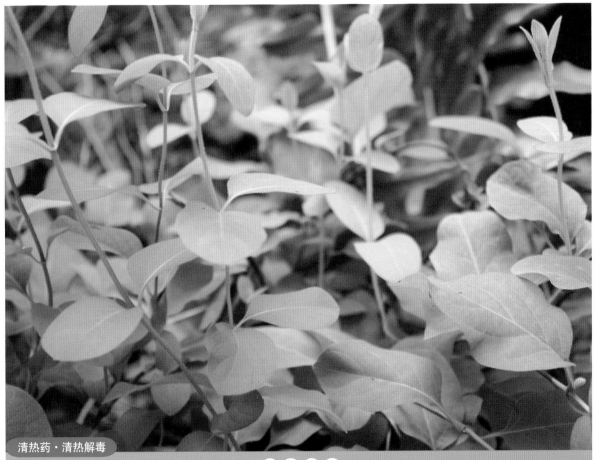

清热药·清热解毒

识别要点

①茎中空，多分枝，老枝外表棕褐色，幼枝绿色，密生短柔毛。②叶对生，卵圆形至长卵圆形，嫩叶两面有柔毛。③花成对腋生，苞片叶状，卵形。

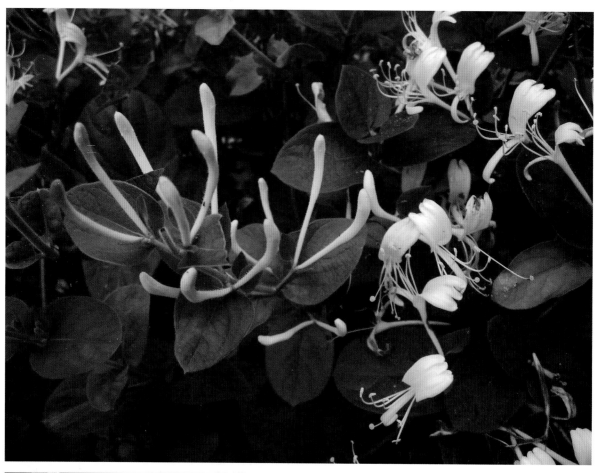

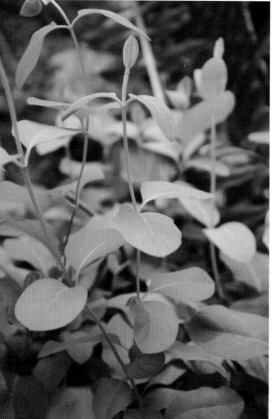

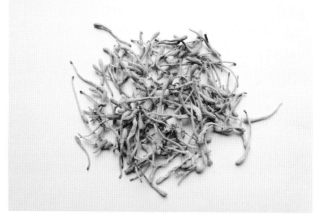

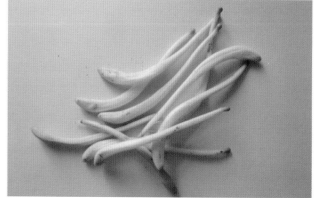

连翘

别名：空壳、空翘、落翘、黄花条、旱莲子。
来源：为木犀科植物连翘*Forsythia suspensa*(Thunb.)Vahl的干燥果实。

【生境分布】生长于山野荒坡或栽培。主产于山西、河南、陕西等地。

【采收加工】秋季果实初熟尚带绿色时采收，除去杂质，蒸熟，晒干，习称"青翘"；果实熟透时采收，晒干，除去杂质，习称"老翘"。

【性味功用】苦，微寒。归肺、心、小肠经。清热解毒，消肿散结，疏散风热。用于痈疽，瘰疬，乳痈，丹毒，风热感冒，温病初起，温热入营，高热烦渴，神昏发斑，热淋涩痛。6～15克。

【精选验方】①急慢性阑尾炎：连翘15克，黄芩、栀子各12克，金银花18克，水煎服。②舌破生疮：连翘25克，黄柏15克，甘草10克，水煎含漱。③麻疹：连翘6克，牛蒡子5克，绿茶1克，研末，沸水冲泡。④风热感冒：连翘、金银花各10克，薄荷6克，水煎服。⑤乳腺炎：连翘、蒲公英、川贝母各6克，水煎服。

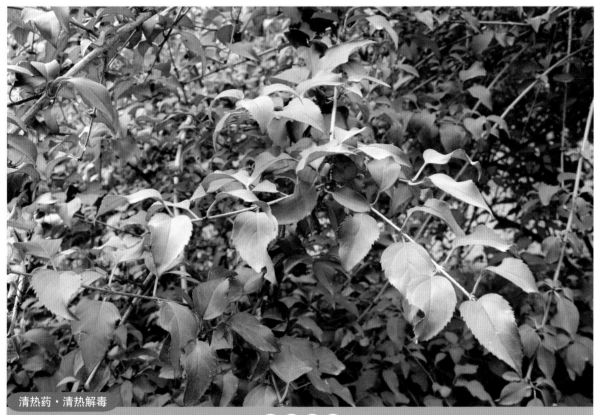

清热药·清热解毒

识别要点

①小枝细长，稍四棱形。②单叶对生或3小叶丛生，卵形或长圆状卵形，边缘有不整齐的锯齿。③蒴果狭卵形，先端有短喙。

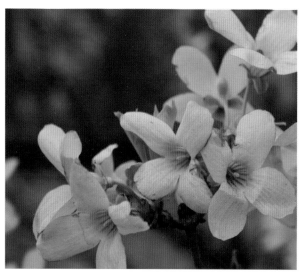
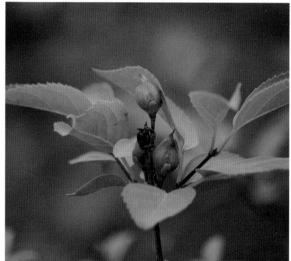
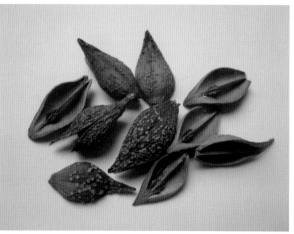
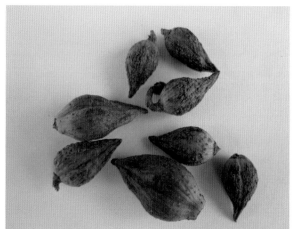
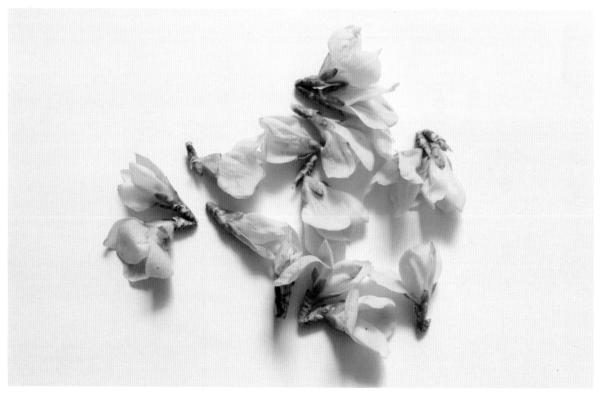

穿心莲

别名：一见喜、斩蛇剑、苦胆草、榄核莲、四方莲。
来源：为爵床科植物穿心莲*Andrographis paniculata*(Burm.f.)Nees的干燥地上部分。

【生境分布】生长于湿热的丘陵、平原地区。主要栽培于广东、广西、福建等地。

【采收加工】秋初茎叶茂盛时采割，晒干。

【性味功用】苦，寒。归心、肺、大肠、膀胱经。清热解毒，凉血，消肿。用于感冒发热，咽喉肿痛，口舌生疮，顿咳劳嗽，泄泻痢疾，热淋涩痛，痈肿疮疡，毒蛇咬伤。6～9克。外用适量。

【精选验方】①多种炎症及感染：穿心莲9～15克，水煎服。②上呼吸道感染：穿心莲、车前草各15克，水煎浓缩至30毫升，稍加冰糖，分3次服，每日1剂。③支气管肺炎：穿心莲、十大功劳各15克，陈皮10克，水煎取汁100毫升，分早、晚各服1次，每日1剂。④阴囊湿疹：穿心莲干粉20克，纯甘油100毫升，调匀擦患处，每日3～4次。

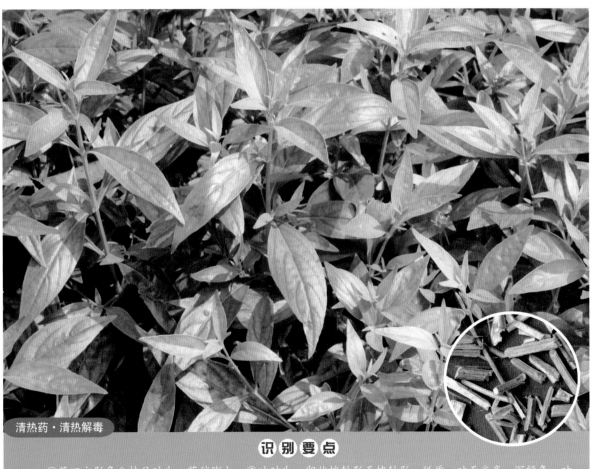

清热药·清热解毒

识别要点

①茎四方形多分枝且对生，节稍膨大。②叶对生，卵状披针形至披针形，纸质，叶面光亮，深绿色，叶柄短。③圆锥花序顶生或腋生；花淡紫色。

67

大青叶

别名：蓝菜、大青、蓝叶、菘蓝叶、靛青叶、板蓝根叶。
来源：为十字花科植物菘蓝*Isatis indigotica* Fort.的干燥叶。

【**生境分布**】多为栽培。主产于河北、陕西、河南、江苏、安徽等地。

【**采收加工**】夏、秋二季分2～3次采收，除去杂质，晒干。切碎，生用。

【**性味功用**】苦，寒。归心、胃经。清热解毒，凉血消斑。用于温病高热，神昏，发斑发疹，疖腮，喉痹，丹毒，痈肿。9～15克。

【**精选验方**】①预防流行性乙型脑炎、流行性脑脊髓膜炎：大青叶25克，黄豆50克，水煎服，每日1剂，连服7日。②感冒发热、腮腺炎：大青叶25～50克，海金沙根50克，水煎服，每日2剂。③热甚黄疸：大青叶100克，茵陈、秦艽各50克，天花粉40克，水煎服。④无黄疸型肝炎：大青叶100克，丹参50克，大枣10枚，水煎服。⑤防治暑疖、痱子：鲜大青叶50克，水煎代茶饮。

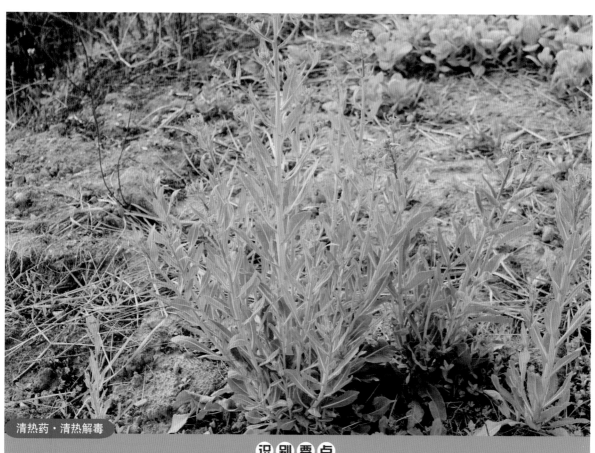

清热药·清热解毒

识别要点

①主根深长，外皮灰黄色。②叶互生，叶片表面白粉样，基生叶具柄，叶片长圆状椭圆形，全缘或波状，茎生叶长圆状披针形，基部垂耳圆形，半抱茎，全缘。

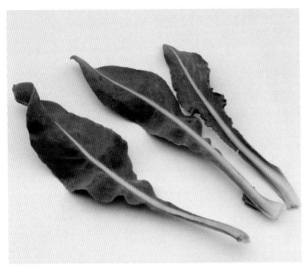
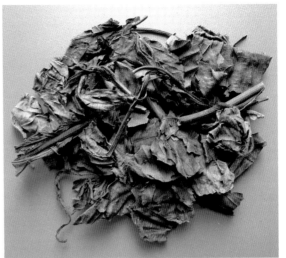
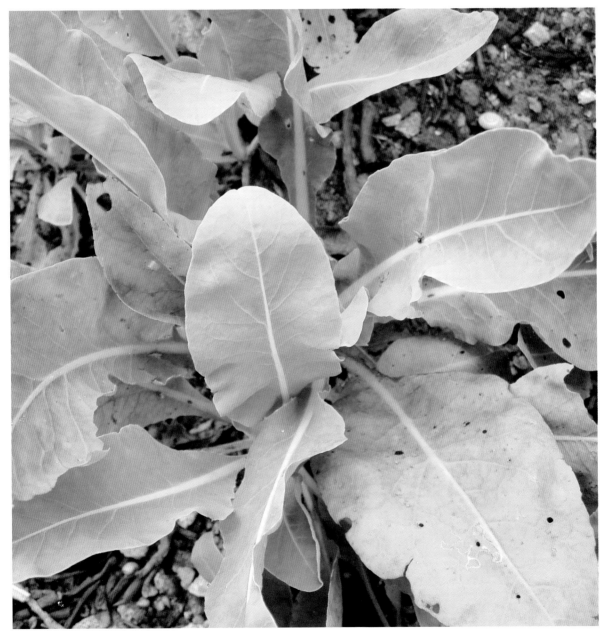

板蓝根

别名：靛青根、菘蓝根、蓝靛根、大蓝根、北板蓝根。
来源：为十字花科植物菘蓝 *Isatis indigotica* Fort. 的干燥根。

【生境分布】多为栽培。主产于河北、陕西、河南、江苏、安徽等地。

【采收加工】秋季采挖，除去泥沙，晒干。

【性味功用】苦，寒。归心、胃经。清热解毒，凉血利咽。用于温疫时毒，发热咽痛，温毒发斑，痄腮，喉痹，烂喉丹痧，大头瘟疫，丹毒，痈肿。9～15克。

【精选验方】①流行性感冒：板蓝根50克，羌活25克，煎汤，每日2次分服，连服2～3日。②肝炎：板蓝根50克，水煎服。③肝硬化：板蓝根50克，茵陈20克，郁金10克，薏苡仁15克，水煎服。④流行性乙型脑炎：板蓝根15克煎服，每日1剂，连服5日。⑤偏头痛：板蓝根30克，生石膏15克，淡豆豉10克，水煎分2次服，每日1剂。⑥病毒性肺炎高热：板蓝根30克，鱼腥草20克，菊花25克，甘草10克，水煎服。

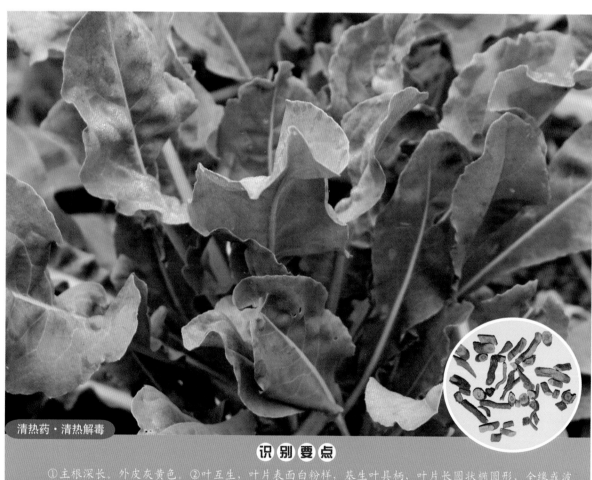

清热药·清热解毒

识别要点

①主根深长，外皮灰黄色。②叶互生，叶片表面白粉样，基生叶具柄，叶片长圆状椭圆形，全缘或波状，茎生叶长圆状披针形，基部垂耳圆形，半抱茎，全缘。

青黛

别名：花露、靛花、淀花、蓝靛、青缸花、青蛤粉。
来源：为爵床科植物马蓝*Baphicacanthus cusia*(Nees)Bremek.的叶或茎叶经加工制得的干燥粉末或团块。

【生境分布】生长于路旁、山坡、草丛及林边潮湿处。主产于福建、广东、江苏、河北、云南等地。

【采收加工】夏、秋二季当植物的叶生长茂盛时，割取茎叶，置大缸或木桶中。加入清水，浸泡2～3昼夜，至叶腐烂、茎脱皮时，捞去茎枝叶渣，每100千克茎叶加石灰8～10千克，充分搅拌，待浸液由乌绿色转变为紫红色时，捞取液面泡沫状物，晒干。

【性味功用】咸，寒。归肝经。清热解毒，凉血消斑，泻火定惊。用于温毒发斑，血热吐衄，胸痛咳血，口疮，疳腮，喉痹，小儿惊痫。1～3克，宜入丸散用。外用适量。

【精选验方】①湿疹溃烂：青黛、煅石膏各适量，外撒患处。②百日咳：青黛、海蛤粉各30克，川贝、甘草各15克，共为末，每次1.5克，每日3次。③腮腺炎：青黛10克，芒硝30克，醋调，外敷患处。④湿疹、带状疱疹：青黛20克，蒲黄、滑石各30克，共研粉，患处渗液者，干粉外扑；无渗液者，麻油调搽。

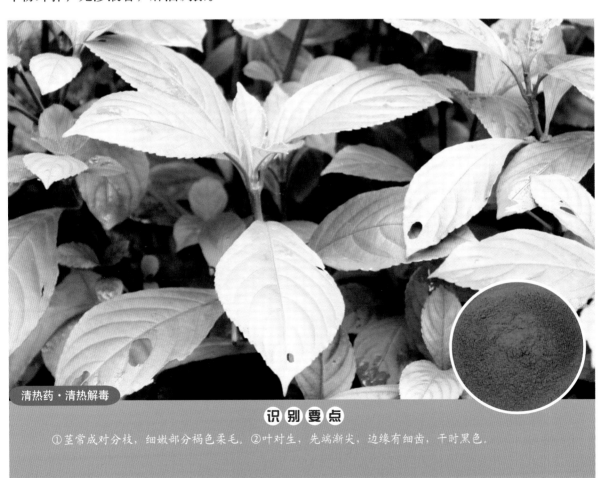

清热药·清热解毒

识别要点

①茎常成对分枝，细嫩部分褐色柔毛。②叶对生，先端渐尖，边缘有细齿，干时黑色。

贯　众

别名：贯节、贯渠、渠母、药渠、黄钟、绵马贯众。
来源：为鳞毛蕨科植物粗茎鳞毛蕨*Dryopteris crassirhizoma* Nakai的干燥根茎及叶柄残基。

【生境分布】生长于山阴近水处。主产于辽宁、吉林、黑龙江等地。

【采收加工】秋季采挖，削去叶柄，须根，除去泥沙，晒干。

【性味功用】苦，微寒；有小毒。归肝、胃经。清热解毒，止血，杀虫。用于时疫感冒，风热头痛，温毒发斑，虫积腹痛，疮疡肿毒，崩漏下血。5～10克。

【精选验方】①流行性感冒、流行性脑脊髓膜炎、流行性乙型脑炎，预防感冒：贯众、金银花各15克，黄芩6克，甘草3克，开水泡服当茶饮。②钩虫、绦虫、蛲虫病：贯众12克，乌梅9克，大黄6克，水煎空腹服。③预防麻疹：贯众研末，3岁以下每次0.15克，每日2次，连服3日。④大吐血不止：贯众炭15克，血余炭12克，鲜侧柏叶20克，水煎服。

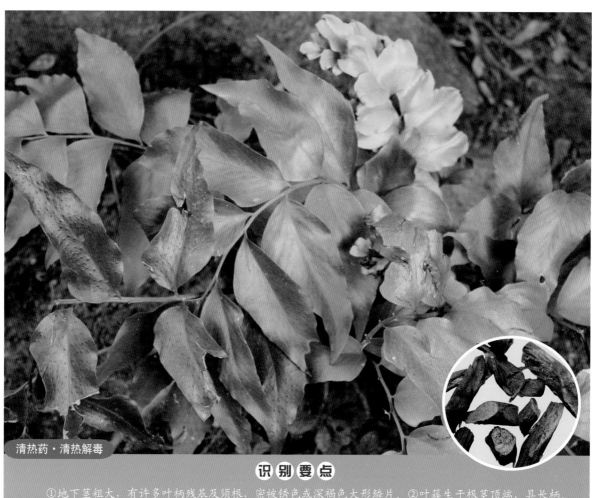

清热药·清热解毒

识别要点

①地下茎粗大，有许多叶柄残基及须根，密被锈色或深褐色大形鳞片。②叶簇生于根茎顶端，具长柄。叶片广倒披针形，2回羽状全裂或浅裂，羽片无柄，线状披针形，先端渐尖，叶脉开放。

实用中草药图典

Shi Yong Zhong Cao Yao Tu Dian

蒲公英

别名：蒲公草、黄花草、蒲公丁、婆婆丁、黄花地丁。
来源：为菊科植物蒲公英 *Taraxacum mongolicum* Hand.-Mazz.等的干燥全草。

【生境分布】生长于道旁、荒地、庭园等处。全国大部分地区均产，主产于山西、河北、山东及东北等地。

【采收加工】春至秋季花初开时采挖，除去杂质，洗净，晒干。

【性味功用】苦、甘，寒。归肝、胃经。清热解毒，消肿散结，利尿通淋。用于疔疮肿毒，乳痈，瘰疬，目赤，咽痛，肺痈，肠痈，湿热黄疸，热淋涩痛。10～15克。外用鲜品适量捣敷或煎汤熏洗患处。

【精选验方】①感冒伤风：蒲公英30克，防风、荆芥各10克，大青叶15克，水煎服。②眼结膜炎：蒲公英15克，黄连3克，夏枯草12克，水煎服。③腮腺炎：蒲公英30～60克，水煎服或捣烂外敷。④小便淋沥涩痛：蒲公英、茅根、金钱草各15克，水煎服。⑤淋病：蒲公英、白头翁各30克，车前子、滑石、小蓟、知母各15克，水煎服。

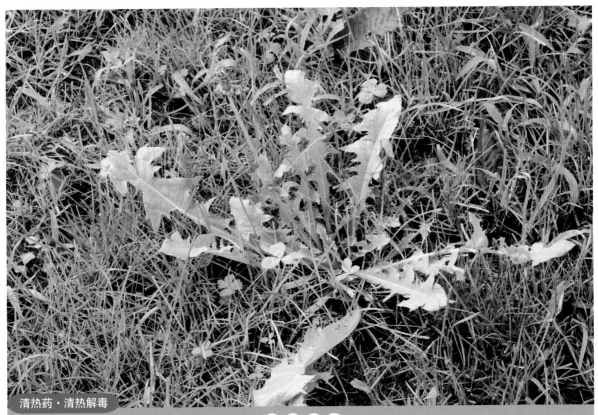

清热药·清热解毒

识别要点

①茎叶含白色乳汁，全体被白色疏软毛。②叶基生，羽状深裂，矩圆状披针形或三角形，具齿，顶裂片较大。③花茎数个，上端被珠丝状毛；头状花序单生花茎顶端，全为舌状花，黄色。

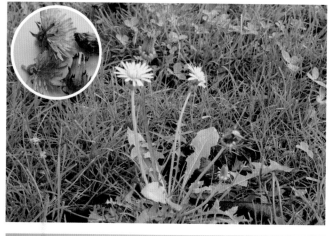
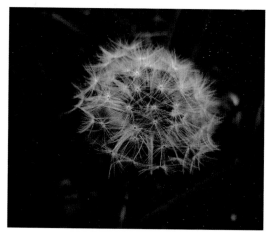
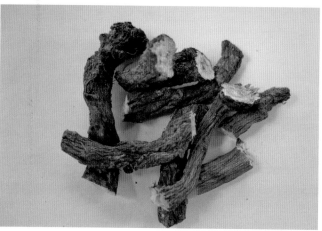
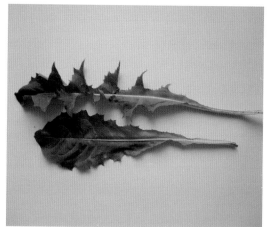
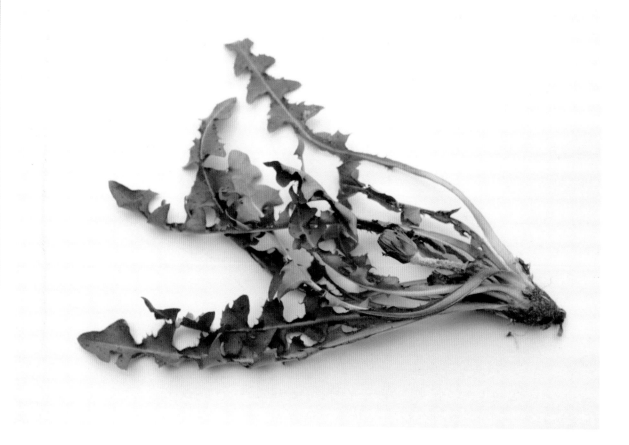

紫花地丁

别名：地丁、紫地丁、地丁草、堇堇草。
来源：为堇菜科植物紫花地丁 *Viola yedoensis* Makino 的干燥全草。

【生境分布】生长于路旁、田埂和圃地中。主产于江苏、浙江及东北等地。

【采收加工】春、秋二季采收，除去杂质，晒干。

【性味功用】苦、辛，寒。归心、肝经。清热解毒，凉血消肿。用于疔疮肿毒，痈疽发背，丹毒，毒蛇咬伤。15～30克。外用鲜品适量，捣烂敷患处。

【精选验方】①中耳炎：紫花地丁12克，蒲公英10克（鲜者加倍），将上药捣料，置热水瓶中，以沸水冲泡大半瓶，盖闷10多分钟后，1日内数次饮完。②前列腺炎：紫花地丁16克，车前草12克，海金沙10克，水煎服，每日1剂，分早、晚2次服用，6日为1个疗程。③疔肿疮毒：鲜紫花地丁100克，捣碎成泥，调米泔水过滤，将滤液分早、中、晚3次内服。药渣外敷患处，每日1剂，连服3～6日。

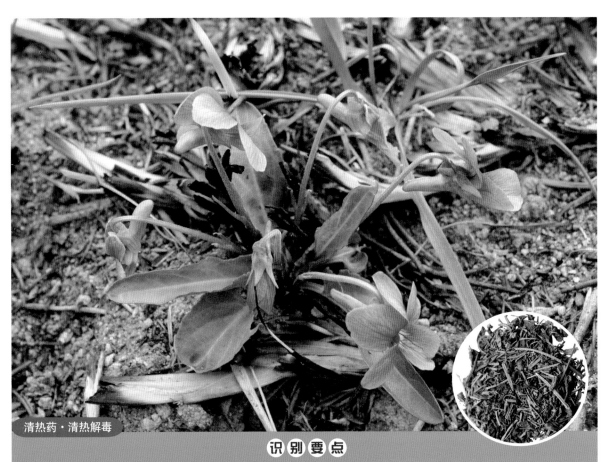

清热药 · 清热解毒

识别要点

①全株具短白毛。②叶基生，狭叶披针形或卵状披针形，边缘具浅圆齿，托叶膜质。③花两侧对称、具长梗，卵状披针形。

野菊花

别名：苦薏、黄菊花、山菊花、甘菊花、路边菊、千层菊。
来源：为菊科植物野菊*Chrysanthemum indicum* L.的干燥头状花序。

【生境分布】生长于山坡、路旁、原野。全国大部分地区有分布。

【采收加工】秋、冬二季花初开放时采摘，晒干，或蒸后晒干。

【性味功用】苦、辛，微寒。归肝、心经。清热解毒，泻火平肝。用于疔疮痈肿，目赤肿痛，头痛眩晕。9～15克。外用适量，煎汤外洗或制膏外涂。

【精选验方】①疔疮：野菊花和红糖适量，捣烂贴患处。如生于发际，加梅片、生地龙同敷。②风热感冒：野菊花、积雪草各15克，水煎服。③头癣、湿疹、天疱疮：野菊花、苦楝根皮、苦参根各适量，水煎外洗。④毒蛇咬伤：野菊花15～30克，水煎代茶饮。⑤预防感冒：野菊花（干品）6克，用沸水浸泡1小时，煎30分钟，待药液稍凉时内服。经常接触感冒人群者，一般每日服药1次，经常感冒者每周服1次。

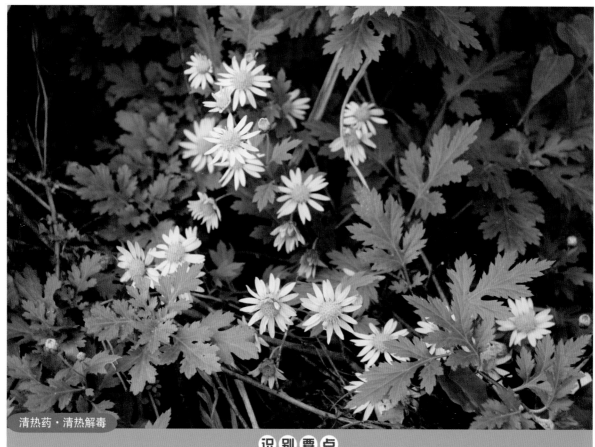

清热药·清热解毒

识别要点

①茎粗厚，分枝，有长或短的地下匍匐枝。②茎直立或基部铺展。③茎生叶卵形或长圆状卵形，全部裂片边缘浅裂或有锯齿。④头状花序，舌状花黄色。

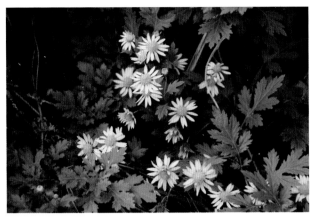

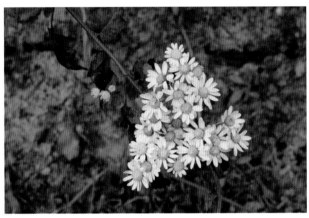

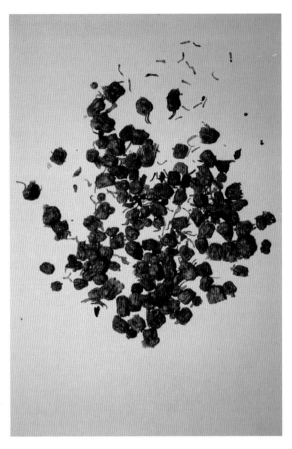

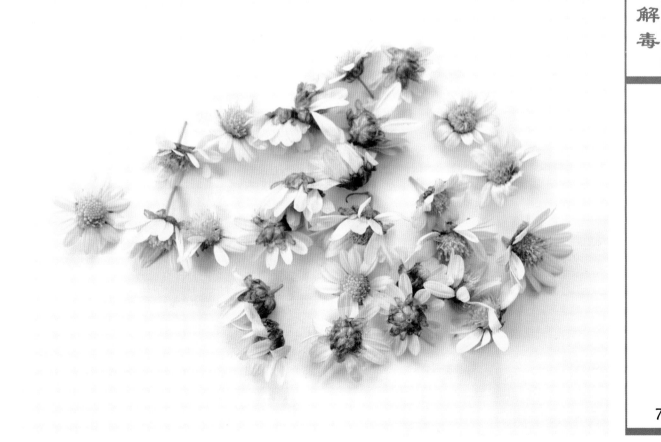

拳 参

别名：石蚕、紫参、牡参、刀枪药、红三七、活血莲。
来源：为蓼科植物拳参*Polygonum bistorta* L.的干燥根茎。

实用中草药图典

【生境分布】生长于草丛、阴湿山坡或林间草甸中。主产于华北、西北、山东、江苏、湖北等地。

【采收加工】春初发芽时或秋季茎叶将枯萎时采挖，除去泥沙，晒干，去须根。

【性味功用】苦、涩，微寒。归肺、肝、大肠经。清热解毒，消肿，止血。用于赤痢热泻，肺热咳嗽，痈肿瘰疬，口舌生疮，血热吐衄，痔疮出血，毒蛇咬伤。5～10克。外用适量。

【精选验方】①细菌性痢疾、肠炎：拳参50克，水煎服，每日1～2次。②肺结核：拳参洗净晒干粉碎，加淀粉调匀压成0.3克的片剂。成人每次4～6片，小儿酌减。③阴虚久咳、喘嗽：拳参、蜜百合各9克，沙参、炙甘草各6克，水煎服。④蛇咬伤：鲜拳参捣烂外敷，随干随换药。

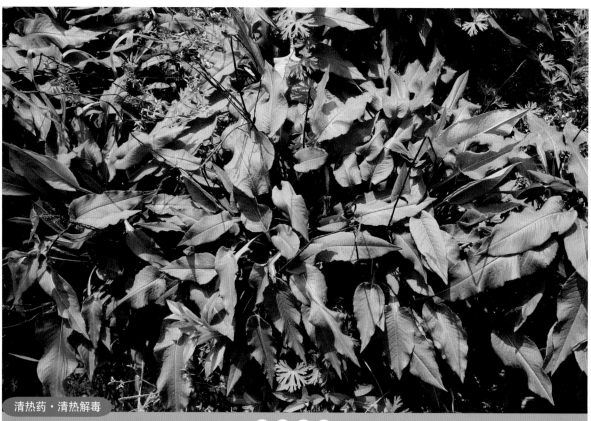

清热药·清热解毒

识别要点

①基生叶有长柄，叶片卵圆形或披针形，叶基圆钝，茎生叶互生，向上柄渐短至抱茎。②总状花序成穗状圆柱形顶生，花小密集，淡红色或白色。

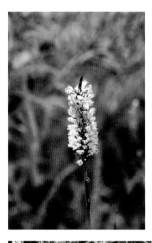
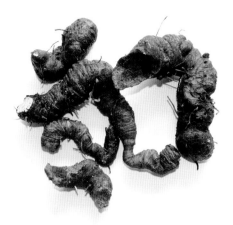
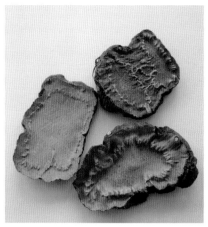

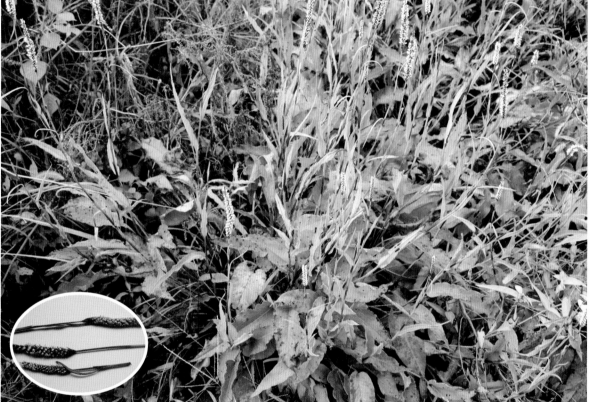

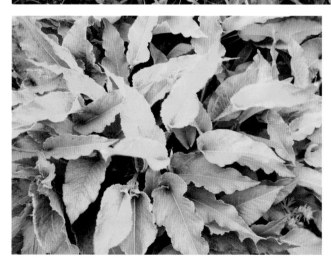
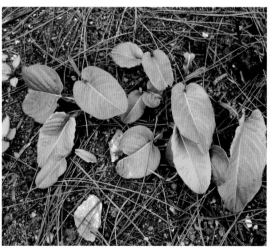

漏芦

别名：野兰、毛头、大头翁、鬼油麻、大花蓟、龙葱根。
来源：为菊科植物祁州漏芦 *Rhaponticum uniflorurn*(L.)DC.的干燥根。

【生境分布】生长于向阳的草地、路边、山坡。主产于河北、辽宁、山西等地。

【采收加工】春、秋二季采挖，除去须根及泥沙，晒干。

【性味功用】苦，寒。归胃经。清热解毒，消痈，下乳，舒筋通脉。用于乳痈肿痛，痈疽发背，瘰疬疮毒，乳汁不通，湿痹拘挛。5～9克。

【精选验方】①产后乳汁不下：漏芦15克，王不留行、炮甲珠各9克，路路通12克，通草6克，水煎服。②产后乳汁不下：漏芦12克，鸡蛋2个，水煎冲蛋服。③乳腺炎：漏芦9克，白芷、当归、青皮、柴胡各9克，金银花、蒲公英各30克，全瓜蒌15克，橘核12克，甘草6克，水煎服。④痈肿疮疡：漏芦、金银花、蒲公英各15克，连翘9克，黄柏12克，甘草6克，水煎服。

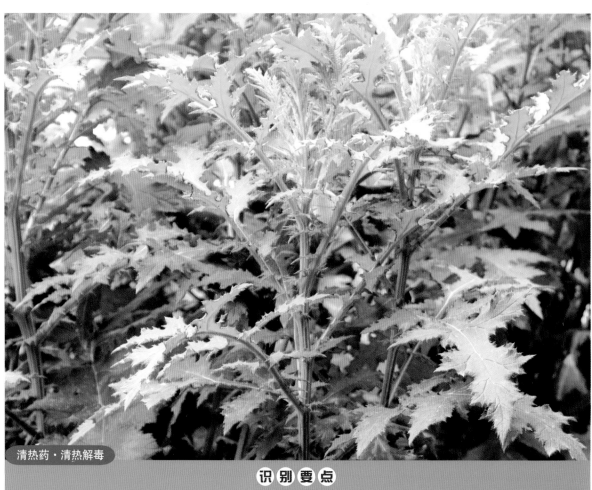

清热药·清热解毒

识别要点

①全体密被白色柔毛。②茎生叶互生。叶长椭圆形，羽状全裂至深裂，边缘具不规则浅裂，两面密被白色茸毛。③头状花序，花全为管状花，淡紫色。

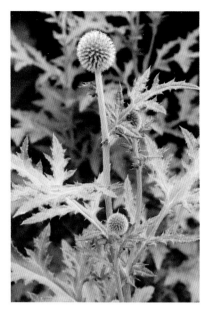
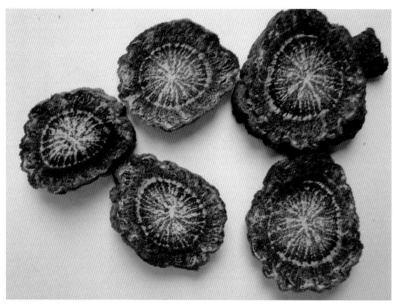
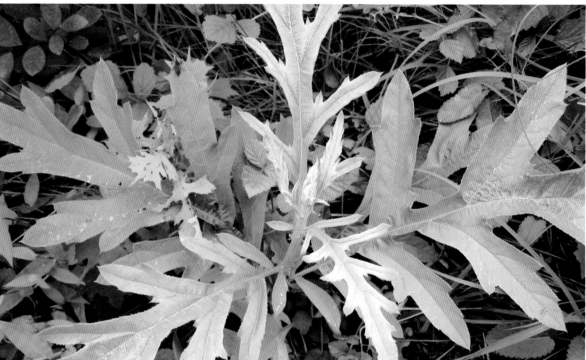
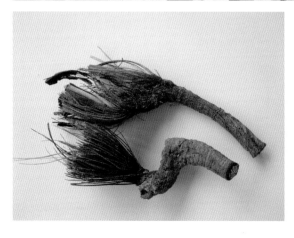
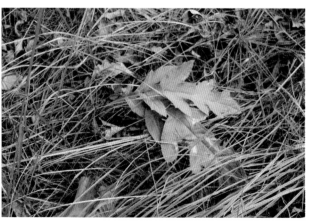

土茯苓

别名：过山龙、山地栗、地茯苓、土太片、冷饭团。
来源：为百合科植物光叶菝葜*Smilax glabra* Roxb.的干燥根茎。

【生境分布】生长于林下或山坡。主产于广东、湖南、湖北、浙江、四川、安徽等地。

【采收加工】夏、秋二季采挖，除去须根。洗净，干燥；或趁鲜切成薄片，干燥。

【性味功用】甘、淡、平。归肝、胃经。除湿，解毒，通利关节。用于湿热淋浊，带下，痈肿，瘰疬，疥癣，梅毒及汞中毒所致的肢体拘挛，筋骨疼痛。15～60克。

【精选验方】①钩端螺旋体病：土茯苓60～150克，甘草6克，水煎服。②疮疖：土茯苓30克，苍耳子、大黄、金银花、蒲公英各9克，水煎服。③阴痒：土茯苓、蛇床子、地肤子各30克，白矾、花椒各9克，煎水，早晚熏洗或坐浴。④天疱疮：土茯苓30克，金银花、蒲公英、地丁、白鲜皮、苦参、地肤子各15克，甘草6克，水煎服。⑤疮疖：土茯苓适量，研末，醋调敷。

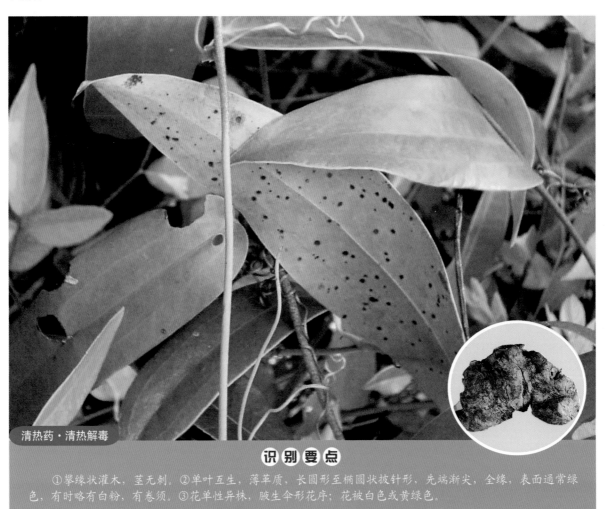

清热药·清热解毒

识别要点

①攀缘状灌木，茎无刺。②单叶互生，薄革质，长圆形至椭圆状披针形，先端渐尖，全缘，表面通常绿色，有时略有白粉，有卷须。③花单性异株，腋生伞形花序；花被白色或黄绿色。

鱼腥草

别名：蕺菜、紫蕺、蕺子、臭猪巢、九节莲、折耳根。
来源：为三白草科植物蕺菜*Houttuynia cordata* Thunb.的新鲜全草或干燥地上部分。

【生境分布】生长于沟边、溪边及潮湿的疏林下。主产于陕西、甘肃及长江流域以南各地。

【采收加工】鲜品全年均可采割；干品夏季茎叶茂盛花穗多时采割，除去杂质，晒干。

【性味功用】辛，微寒。归肺经。清热解毒，消痈排脓，利尿通淋。用于肺痈吐脓，痰热喘咳，热痢，热淋，痈肿疮毒。15～25克，不宜久煎；鲜品用量加倍，水煎或捣汁服。外用适量，捣敷或煎汤熏洗患处。

【精选验方】①肺热咳嗽，咯痰带血：鱼腥草18克（鲜草36克），甘草6克，车前草30克，水煎服。②黄疸发热：鱼腥草150～180克，水煎温服。③咳嗽痰黄：鱼腥草15克，桑白皮、浙贝母各8克，石韦10克，水煎服。④慢性膀胱炎：鱼腥草60克，瘦猪肉200克，加水同炖，每日1剂，连服1～2周。⑤肺炎、支气管炎：鱼腥草、半边莲各30克，甘草20克，水煎服。

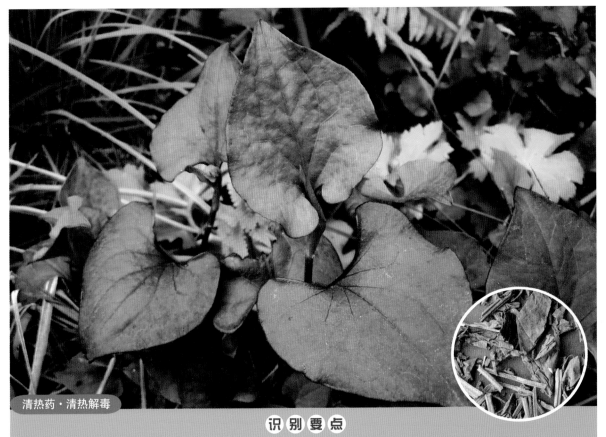

清热药·清热解毒

识别要点

①茎呈圆柱形，上部绿色或紫红色。②叶互生，叶片心形，先端渐尖，全缘；上表面绿色，密生腺点，下表面常紫红色；叶柄细长，基部与托叶合生成鞘状。③穗状花序顶生。

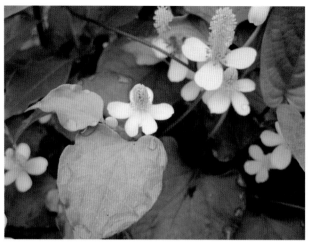
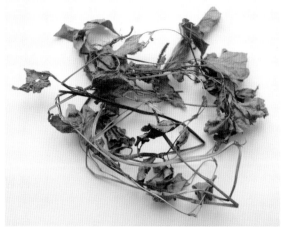
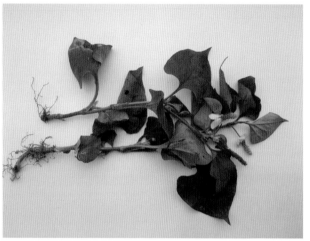
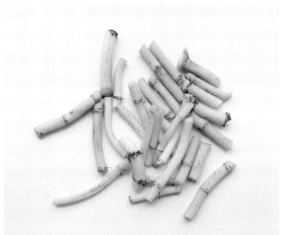

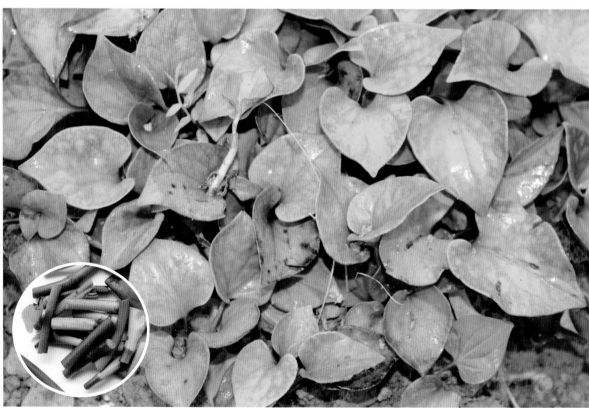

大血藤

别名： 血通、红藤、红皮藤、红血藤、千年健、血木通。
来源： 为木通科植物大血藤 *Sargentodoxa cuneata*(Oliv.)Rehd.et Wils.的干燥藤茎。

【生境分布】生长于溪边、山坡疏林等地；有栽培。主产于湖北、四川、江西、河南、江苏等地。

【采收加工】秋、冬二季采收，除去侧枝，截段，干燥。

【性味功用】苦，平。归大肠、肝经。清热解毒，活血，祛风止痛。用于肠痈腹痛，热毒疮疡，闭经，痛经，风湿痹痛，跌仆肿痛。9～15克。

【精选验方】①风湿筋骨疼痛，闭经腰痛：大血藤30～50克，水煎服。②血崩（阴道大出血）：大血藤、仙鹤草、茅根各25克，水煎服。③盆腔腹膜炎：大血藤30克，败酱草、金钱草各20克，银花、连翘各15克，水煎服，每日1剂。④急性阑尾炎：大血藤60克，蒲公英30克，生大黄、厚朴各6克，每日1剂，分2煎服。

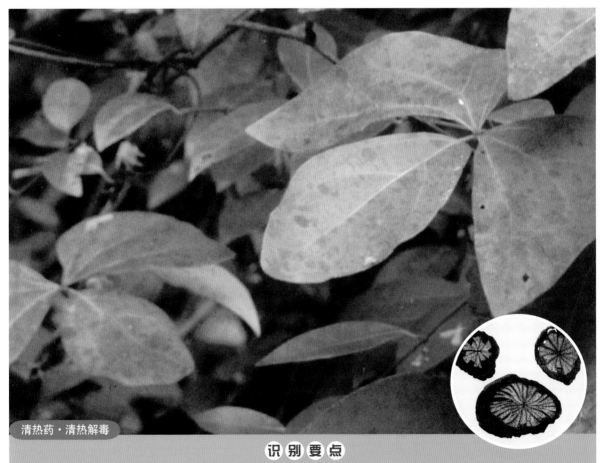

清热药·清热解毒

识别要点

①茎圆形，有条纹。②叶互生；3出复叶，中央小叶有柄，叶片菱状倒卵形至椭圆形，两侧小叶几无柄，比中央小叶为大，斜卵形。

射 干

别名：寸干、乌扇、鬼扇、乌蒲、山蒲扇、野萱花、金蝴蝶。
来源：为鸢尾科植物射干*Belamcanda chinensis*(L.)DC.的干燥根茎。

【生境分布】生长于林下或山坡。主产于湖北、河南、江苏、安徽等地。

【采收加工】春初刚发芽或秋末茎叶枯萎时采挖，除去须根及泥沙，干燥。

【性味功用】苦，寒。归肺经。清热解毒，消痰，利咽。用于热毒痰火郁结，咽喉肿痛，痰涎壅盛，咳嗽气喘。3～10克。

【精选验方】①血瘀闭经：射干、莪术各9克，当归、川芎各10克，水煎服。②淋巴结核肿痛：射干9克，玄参、夏枯草各15克，水煎服。③慢性咽喉炎：射干、金银花、玉竹、麦冬、知母各10克，红糖适量，水煎服，10日为1个疗程。④风热郁结、咽喉红肿热痛：射干12克，水煎服。⑤跌打损伤：鲜射干60克，捣烂敷患处。⑥腮腺炎：射干鲜根3～5克，水煎，饭后服，每日2次。

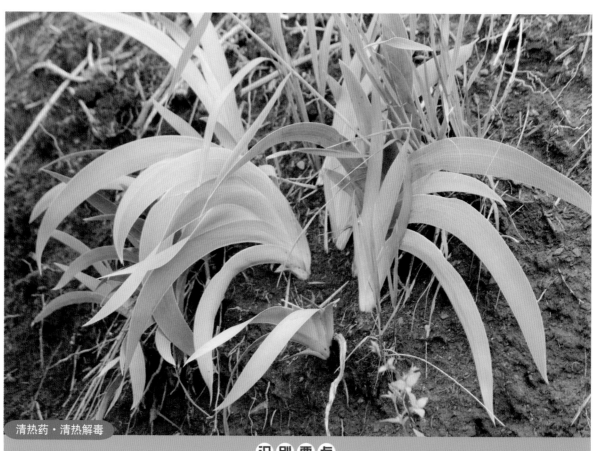

清热药·清热解毒

识别要点

①茎直立、实心、下部生叶。②叶剑形，扁平，嵌叠排成二列。③伞房花序，顶生，总花梗和小花梗基部具膜质苞片，花橘红色，散生暗色斑点。

Shi Yong Zhong Cao Yao Tu Dian

实用中草药图典

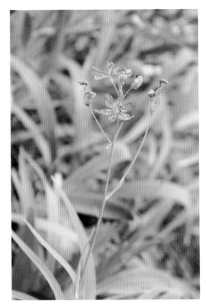

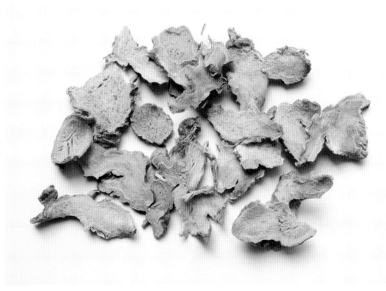

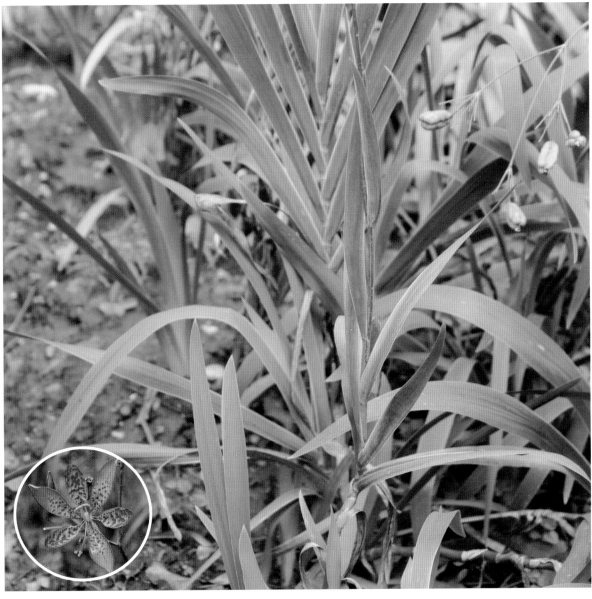

山豆根

别名：豆根、黄结、广豆根、南豆根、小黄连、山大豆根。
来源：为豆科植物越南槐*Sophora tonkinensis* Gagnep.的干燥根及根茎。

【生境分布】生长于坡地、平原等地。主产于广西、广东、贵州、云南等地。

【采收加工】秋季采挖，除去杂质，洗净，晒干。

【性味功用】苦，寒；有毒。归肺、胃经。清热解毒，消肿利咽。用于火毒蕴结，咽喉肿痛，齿龈肿痛，口舌生疮。3～6克。

【精选验方】①急性咽喉炎、扁桃体炎：山豆根、板蓝根各10克，金银花、连翘各12克，桔梗6克，甘草5克，水煎服。②慢性咽炎：山豆根、板蓝根、玄参各30克，麦门冬、生地、牛蒡子、黄芩各15克，桔梗、化橘红各12克，水煎服。③咽喉肿痛、口舌生疮、大便不通：山豆根12克，大黄、芒硝、升麻各6克，水煎服。④食管癌：山豆根、七叶一枝花、夏枯草各30克，水煎服。

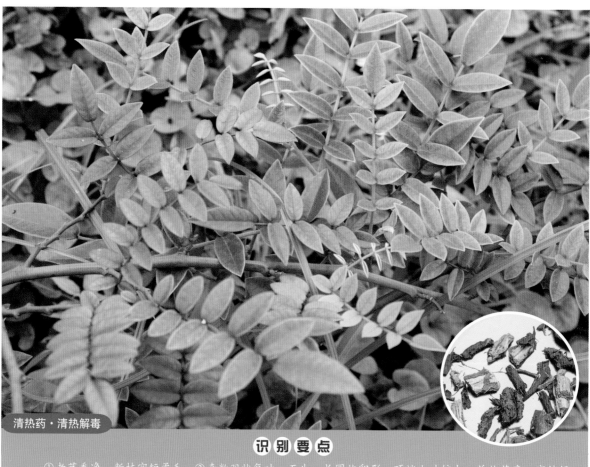

清热药·清热解毒

识别要点

①老茎秃净，新枝密短柔毛。②奇数羽状复叶，互生，长圆状卵形，顶端小叶较大。总状花序，密被短毛，花冠蝶形，黄白色。

马 勃

别名：灰包、马粪包、灰色菌。
来源：为灰包科真菌脱皮马勃*Lasiosphaera fenzlii* Reich.等的干燥子实体。

【生境分布】主产于辽宁、甘肃、江苏、安徽等地。

【采收加工】夏、秋二季子实体成熟时及时采收，除去泥沙，干燥。

【性味功用】辛，平。归肺经。清肺利咽，止血。用于风热郁肺咽痛，咳嗽，音哑，外治鼻衄，创伤出血。2～6克。外用适量。

【精选验方】①外伤出血，鼻出血，拔牙后出血：马勃撕去皮膜，取内部海绵绒样物压迫出血部位。②痈疽疮疖：马勃孢子粉适量，以蜂蜜调和涂敷患处。③积热吐血：马勃研为末，加砂糖做成丸子，如弹子大。每次半丸，冷水化下。④失音：马勃、马牙硝，等份为末，加砂糖和成丸子，如芡子大，含服。⑤久咳：马勃研为末，加蜜做成丸子，如梧桐子大。每次20丸，白汤送下。

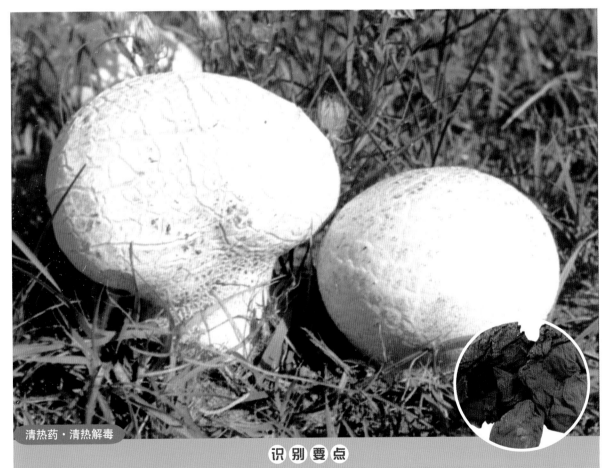

清热药·清热解毒

识别要点

①子实体球形至近球形，无不孕基部或很小，由粗菌索与地面相连。②包被白色，初期有细纤毛，渐变光滑。包被两层，外包被膜状，内包被较厚，成熟后块状脱落，露出浅青褐色孢体。

青 果

别名：橄榄、甘榄、余甘子、干青果、青橄榄。
来源：为橄榄科植物橄榄 *Canarrium album* Raeusch. 的干燥成熟果实。

【**生境分布**】生长于低海拔的杂木林中；多为栽培。主产于广东、广西、福建、云南、四川等地。

【**采收加工**】秋季果实成熟时采收，干燥。

【**性味功用**】甘、酸，平。归肺、胃经。清热解毒，利咽，生津。用于咽喉肿痛，咳嗽痰黏，烦热口渴，鱼蟹中毒。5～10克。

【**精选验方**】①肺胃热毒壅盛，咽喉肿痛：鲜青果15克，鲜萝卜250克，切碎或切片，加水煎汤服。②癫痫：青果500克，郁金25克，加水煎取浓汁，放入白矾（研末）25克，混匀再煎，约得500毫升，每次20毫升，早、晚分服，温开水送下。③呕逆腹泻：青果适量，绞汁，煎浓汤服。④咽喉肿痛：青果适量，噙含。⑤饮酒过度：青果适量，绞汁或熬膏服。

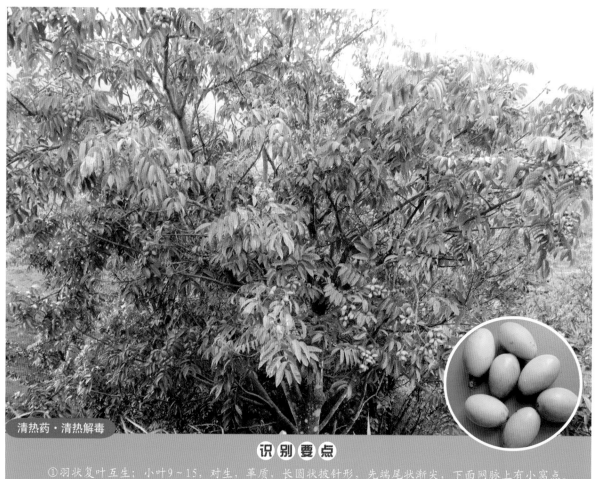

清热药·清热解毒

识别要点

①羽状复叶互生；小叶9～15，对生，革质，长圆状披针形，先端尾状渐尖，下面网脉上有小窝点。
②核果卵形，长约3厘米，青黄色。

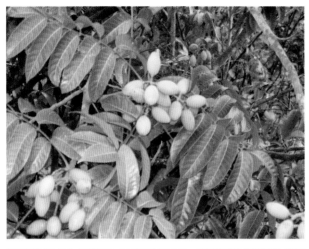
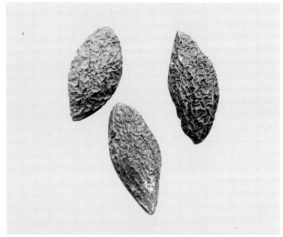
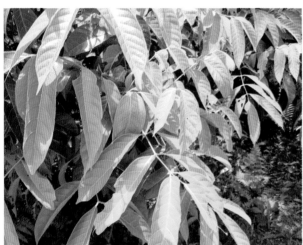
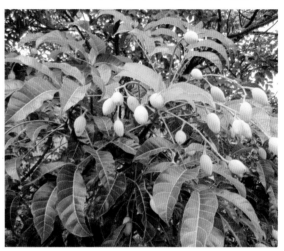
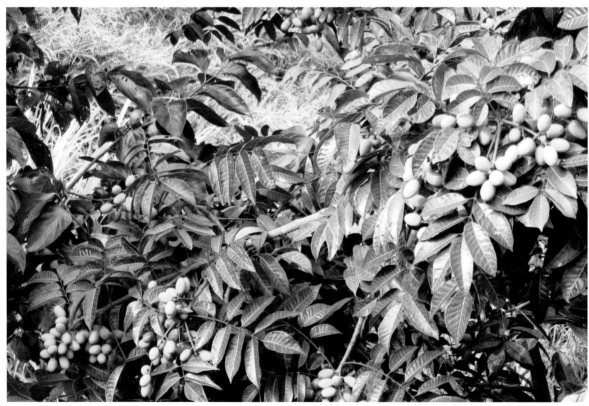

锦灯笼

别名：酸浆、酢浆、酸浆实、灯笼果、金灯笼、天灯笼。
来源：为茄科植物酸浆*Physalis alkekengi* L.var. franchetii(Mast.)Makino的干燥宿萼或带果实的宿萼。

【生境分布】多为野生，生长于山野、林缘等地。全国大部地区均有生产，以东北、华北产量大、质量好。

【采收加工】秋季果实成熟、宿萼呈红色或橙红色时采收，晒干。

【性味功用】苦，寒。归肺经。清热解毒，利咽化痰，利尿通淋。用于咽痛音哑，痰热咳嗽，小便不利，热淋涩痛；外治天疱疮，湿疹。5～9克。外用适量，捣敷患处。

【精选验方】①天疱疮：锦灯笼鲜果捣烂外敷，或干果研末调油外敷。②热咳咽痛：锦灯笼草研末，开水送服，同时以醋调药末敷喉外。③痔疮：锦灯笼叶贴疮上。④慢性肾炎：锦灯笼果实5个，木瓜片4片，大枣10枚，车前草2棵，水煎服，每日1剂，连服7日后改为隔日1剂。

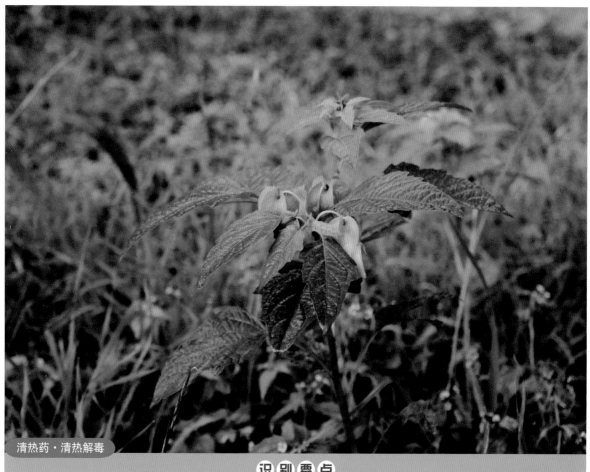

清热药·清热解毒

识别要点

①全株密生短柔毛，茎多分枝。②叶互生，卵形至卵状心形，边缘有不等大的锯齿。③花单生于叶腋；花萼钟状，花冠钟状，淡黄色，裂片基部有紫色斑纹。④浆果球形，绿色，外包以膨大的绿色宿萼。

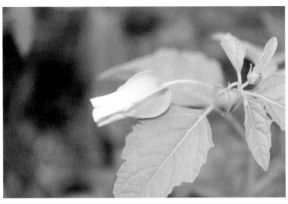

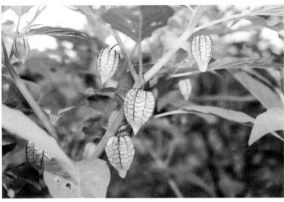

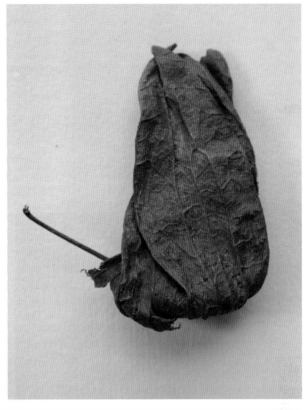

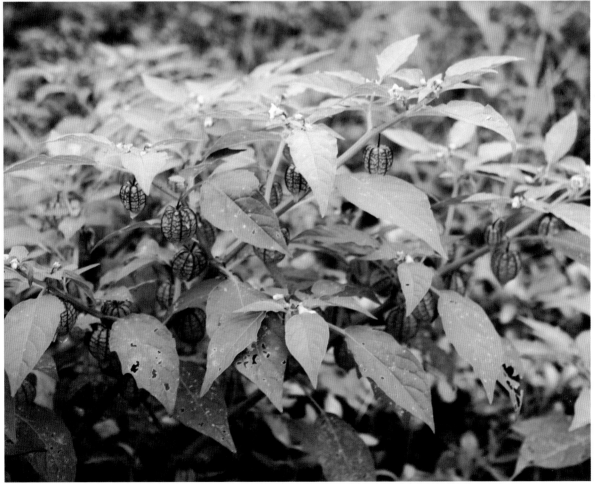

木蝴蝶

别名： 玉蝴蝶、千层纸、云故纸、千张纸、白玉纸。
来源： 为紫葳科植物木蝴蝶 *Oroxylum indicum*(L.)Vent.的干燥成熟种子。

【生境分布】生长于山坡、溪边、山谷及灌木丛中。主产于云南、广西、贵州等地。均为野生。

【采收加工】秋、冬二季采收成熟果实，曝晒至果实开裂，取出种子，晒干。

【性味功用】苦、甘，凉。归肺、肝、胃经。清肺利咽，疏肝和胃。用于肺热咳嗽，喉痹，音哑，肝胃气痛。1～3克。

【精选验方】①久咳音哑：木蝴蝶、桔梗、甘草各6克，水煎服。②胁痛、胃脘疼痛：木蝴蝶2克，研粉，好酒调服。③慢性咽喉炎：木蝴蝶3克，金银花、菊花、沙参、麦冬各9克，煎水当茶饮。④久咳音哑：木蝴蝶6克，玄参9克，冰糖适量，水煎服。⑤干咳、音哑、咽喉肿痛：木蝴蝶、甘草各6克，胖大海9克，蝉蜕3克，冰糖适量，水煎服。

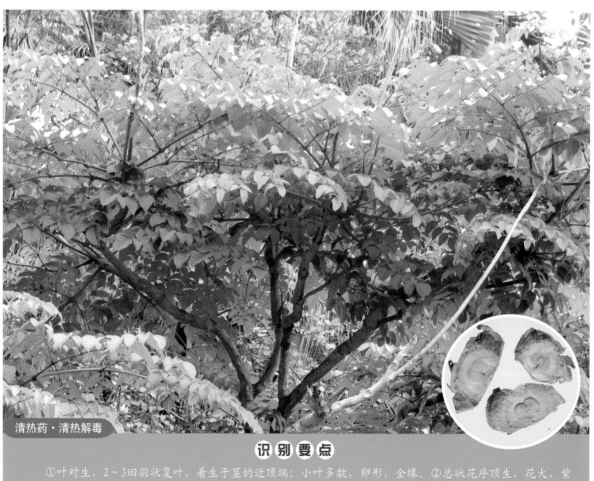

清热药·清热解毒

识别要点

①叶对生，2～3回羽状复叶，着生于茎的近顶端；小叶多数，卵形，全缘。②总状花序顶生，花大，紫红色，两性。花萼肉质，钟状。

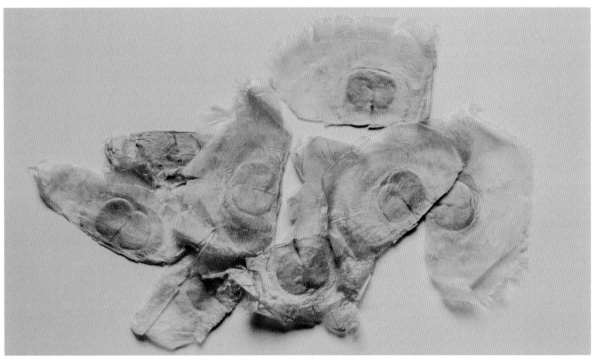

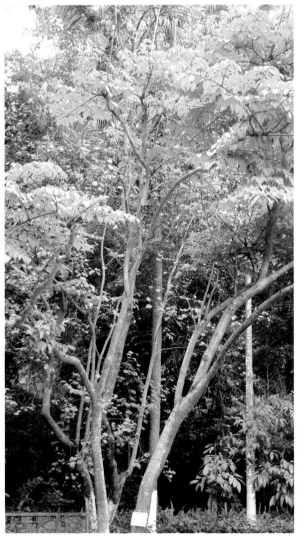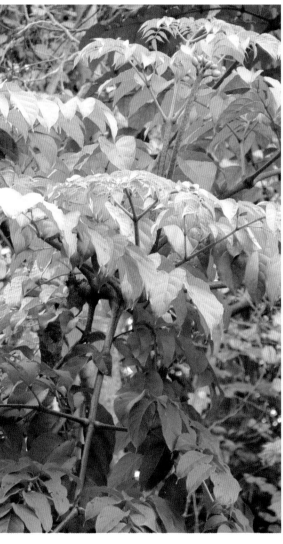

白头翁

别名： 翁草、野丈人、犄角花、白头公、老翁花、胡王使者。
来源： 为毛茛科植物白头翁Pulsatilla chinensis(Bge.)Regel的干燥根。

【生境分布】生长于平原或低山山坡草地、林缘或干旱多岩石的坡地。主产于河南、陕西、甘肃、山东、江苏、安徽、湖北、四川等地。

【采收加工】春、秋二季采挖，除去泥沙，干燥。

【性味功用】苦，寒。归胃、大肠经。清热解毒，凉血止痢。用于热毒血痢，阴痒带下，阿米巴痢疾。9～15克。

【精选验方】①气喘：白头翁10克，水煎服。②外痔：白头翁全草，以根捣红贴痔上。③心烦口渴、发热、里急后重：白头翁9克，川黄连、川黄柏、秦皮各6克，水煎服。④细菌性痢疾：白头翁15克，马齿苋30克，鸡冠花10克，水煎服。⑤非特异性阴道炎：白头翁20克，青皮15克，海藻10克，水煎服，每日2次。

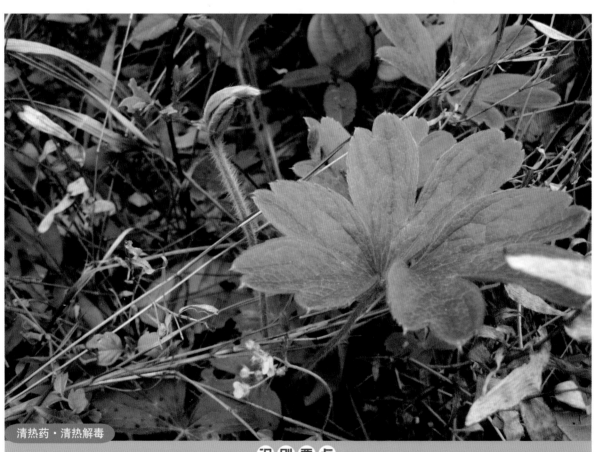

清热药·清热解毒

识别要点

①基生叶4～5片，3全裂，有时为3出复叶。②花单朵顶生，萼片花瓣状，6片排成2轮，蓝紫色，外被白色柔毛；雄蕊多数，鲜黄色。

实用中草药图典

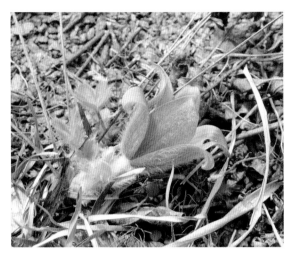
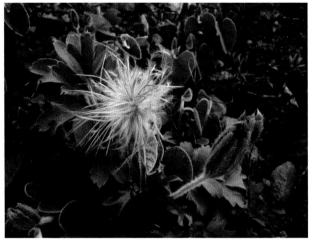
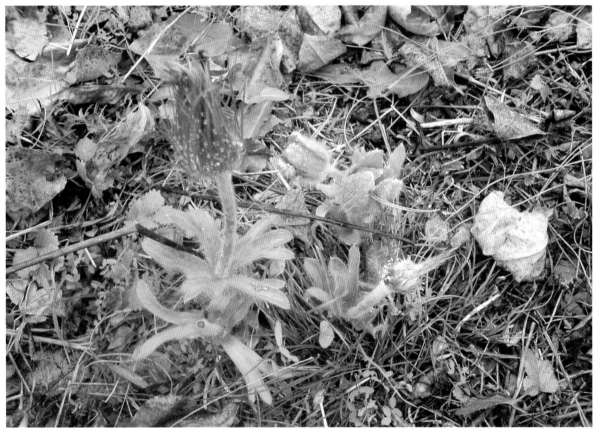
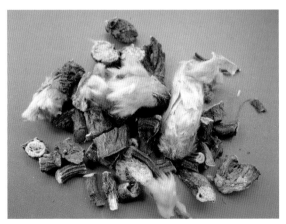
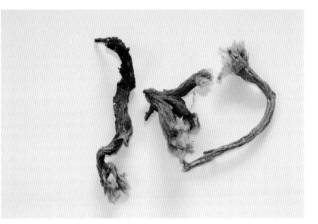

马齿苋

别名：酸苋、马齿草、长命菜、马齿菜、马齿龙芽。
来源：为马齿苋科植物马齿苋*Portulaca oleracea* L.的干燥地上部分。

【生境分布】全国大部地区均产。

【采收加工】夏、秋二季采收。除去残根及杂质，洗净，略蒸或烫后晒干。

【性味功用】酸，寒。归肝、大肠经。清热解毒，凉血止血，止痢。用于热毒血痢，痈肿疔疮，湿疹，丹毒，蛇虫咬伤，便血，痔血，崩漏下血。9～15克。外用适量捣敷患处。

【精选验方】①痢疾便血、湿热腹泻：马齿苋250克，粳米60克，粳米加水适量，煮成稀粥，马齿苋切碎后下，煮熟，空腹食。②赤白带：鲜马齿苋适量，洗净捣烂绞汁约60克，生鸡蛋2个，去黄，用蛋白和入马齿苋汁中搅和，开水冲服，每日1次。③痈肿疮疡、丹毒红肿：马齿苋120克，水煎内服，并以鲜品适量捣糊外敷。④尿血、便血（非器质性疾病引起的）：马齿苋、鲜藕分别绞取汁液，等量混匀，每次服2匙。⑤妇女带下症：鲜马齿苋120克，山药30克，粳米100克，煮粥食，每日1剂。

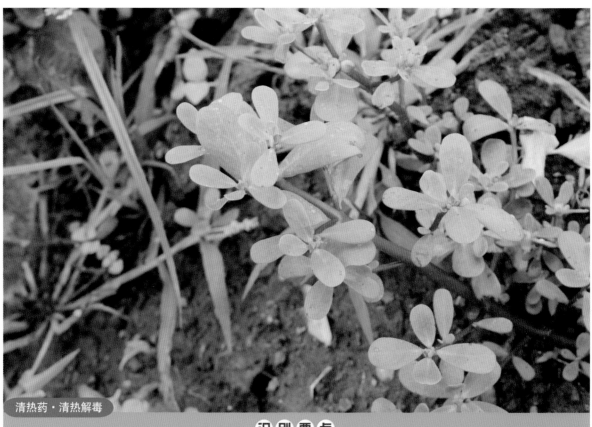

清热药·清热解毒

识别要点

①茎下部匍匐，四散分枝，上部略能直立或斜上，绿色或淡紫色。②单叶互生或近对生，叶片肉质肥厚，匙形或倒卵形，先端圆，稍凹下或平截。

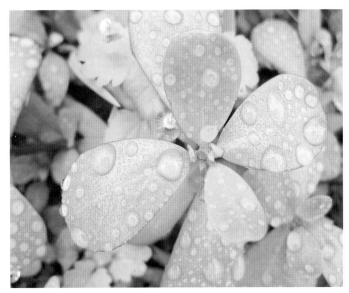

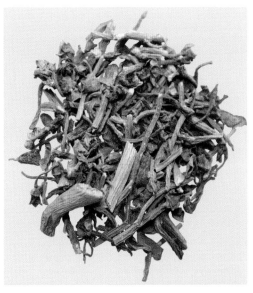

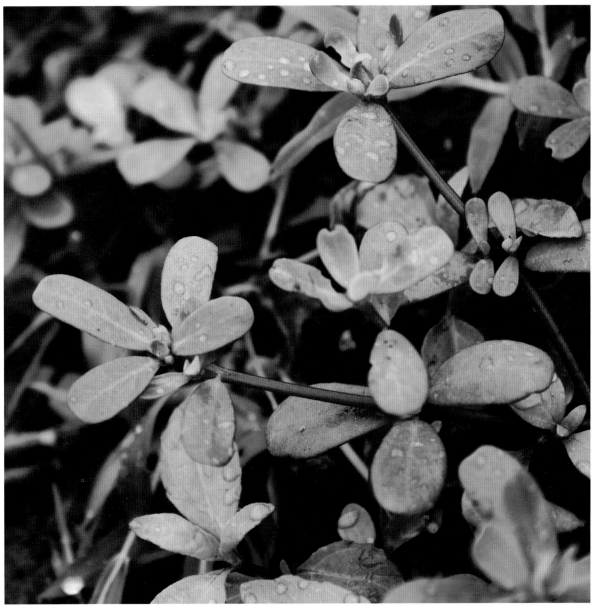

鸦胆子

别名： 老鸦胆、雅旦子、苦榛子、鸭蛋子、小苦楝、苦参子。
来源： 为苦木科植物鸦胆子 *Brucea javanica*(L.)Merr.的干燥成熟果实。

【生境分布】生长于灌木丛、草地及路旁向阳处。主产于广东、广西、福建、云南、贵州等地。

【采收加工】秋季果实成熟时采收，除去杂质，晒干。

【性味功用】苦，寒；有小毒。归大肠、肝经。清热解毒，截疟，止痢；外用腐蚀赘疣。用于痢疾，疟疾；外治赘疣，鸡眼。0.5～2克，用龙眼肉包裹或装入胶囊吞服。外用适量。

【精选验方】①阿米巴痢疾：鸦胆子仁，用龙眼肉包裹吞服（或装胶囊中），每次15～30粒，每日3次，服时切勿咬碎。②疣：鸦胆子适量，去皮，杵为末，以烧酒和涂患处。③阴道炎：鸦胆子仁40粒，打碎，加水煎成40毫升，一次性灌注阴道，每日1次。

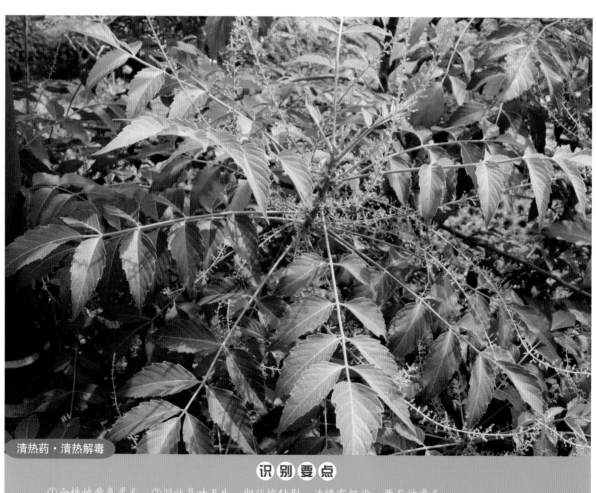

清热药·清热解毒

识别要点

①全株被黄色柔毛。②羽状复叶互生，卵状披针形，边缘有粗齿，两面被柔毛。

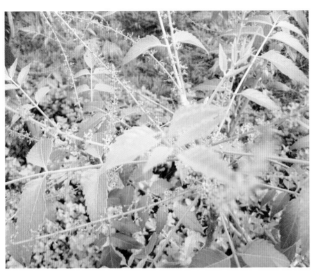
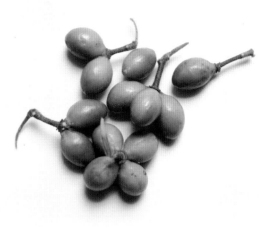
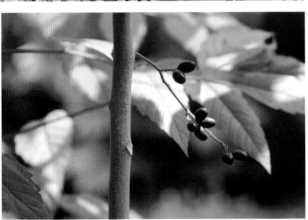
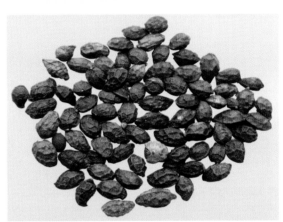
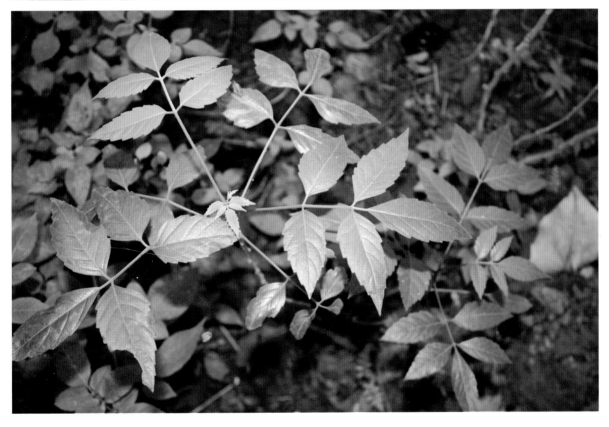

半边莲

别名：腹水草、蛇利草、半边菊、细米草。
来源：为桔梗科植物半边莲*Lobelia chinensis* Lour.的干燥全草。

【生境分布】生长于阳光或局部阴凉环境和肥沃、潮湿、多有机质、排水良好的土壤里。主产于安徽、江苏及浙江等地。

【采收加工】夏季采收，除去泥沙，洗净，晒干。

【性味功用】辛，平。归心、小肠、肺经。利尿消肿，清热解毒。用于面足浮肿，痛肿疔疮，蛇虫咬伤，湿热黄疸，湿疹湿疮；晚期血吸虫病腹水。9～15克。

【精选验方】①多发性疔肿、急性蜂窝织炎：半边莲30克，紫花地丁15克，野菊花9克，金银花6克，水煎服，并用鲜半边莲适量，捣烂敷患处。②蛇咬伤：鲜半边莲30～120克，水煎服，同时用鲜品捣烂敷伤口周围及肿痛处。③黄疸、水肿、小便不利：半边莲、白茅根各30克，水煎加白糖适量服。④肝硬化及血吸虫病腹水：半边莲30～45克，马鞭草15克，水煎服。

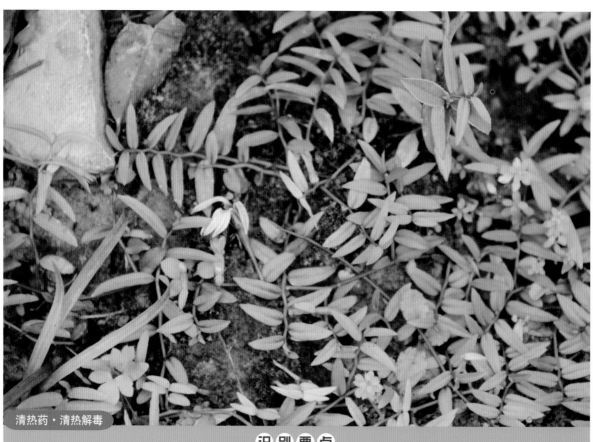

清热药·清热解毒

识别要点

①2回羽状，长圆形，向基部稍狭。②叶脉略开展，二叉或下部的往往2回分叉，叶厚纸质，下面为浅绿色，无鳞片。

实用中草药图典

Shi Yong Zhong Cao Yao Tu Dian

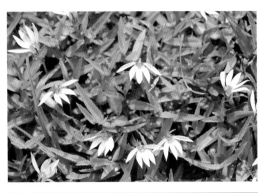
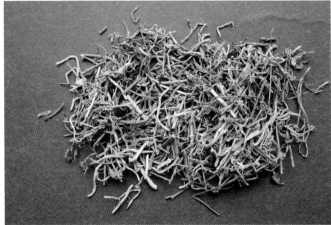
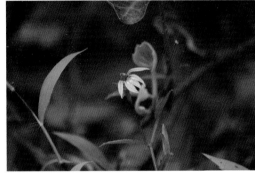
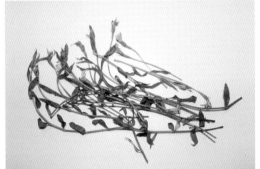
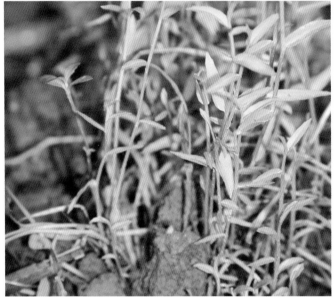
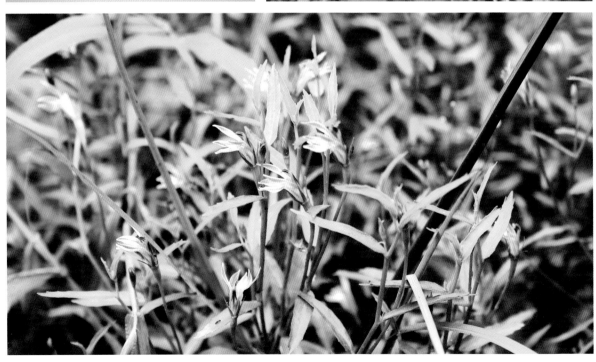

白蔹

别名：昆仑、白根、山地瓜、见肿消、地老鼠、鹅抱蛋。
来源：为葡萄科植物白蔹 *Ampelopsis japonica*(Thunb.)Makino 的干燥块根。

【生境分布】生长于荒山的灌木丛中。主产于华东、华北及中南各地，广东、广西也有生产。多为野生。

【采收加工】春、秋二季采挖，除去泥沙及细根，切成纵瓣或斜片，晒干。

【性味功用】苦，微寒。归心、胃经。清热解毒，消痈散结，敛疮生肌。用于痈疽发背，疔疮，瘰疬，水火烫伤。5～10克。外用适量，煎汤洗或研成极细粉敷患处。

【精选验方】①水火烫伤：白蔹、地榆各等份，共为末，适量外敷，或麻油调敷患处。②急慢性细菌性痢疾：白蔹适量，焙干研末，每次1～3克，每日3次。③聤耳出脓血：白蔹、黄连（去须）、龙骨、赤石脂、乌贼鱼骨（去甲）各50克，上五味，捣罗为散。先以棉拭脓干，每次用药3克，棉裹塞耳中。④皮肤中热痱、瘰疬：白蔹、黄连各100克，生胡粉50克，上捣筛，调水敷患处。

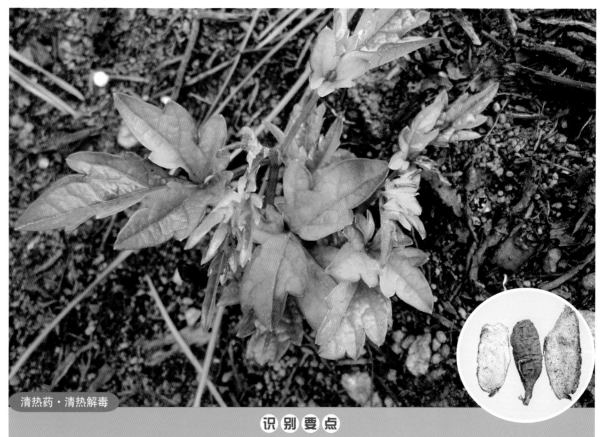

清热药·清热解毒

识别要点
①茎多分枝，带淡紫色，散生点状皮孔，卷须与叶对生。②掌状复叶互生，一部分羽状分裂，一部分羽状缺刻，边缘疏生粗锯齿，叶轴有宽翅，裂片基部有关节，两面无毛。

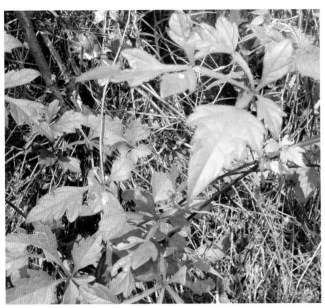
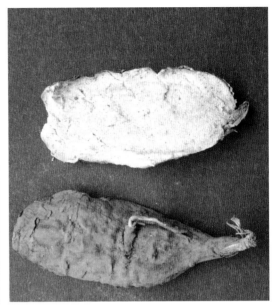
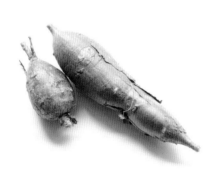
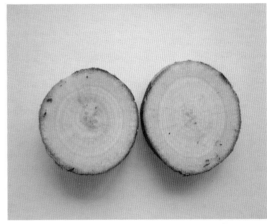

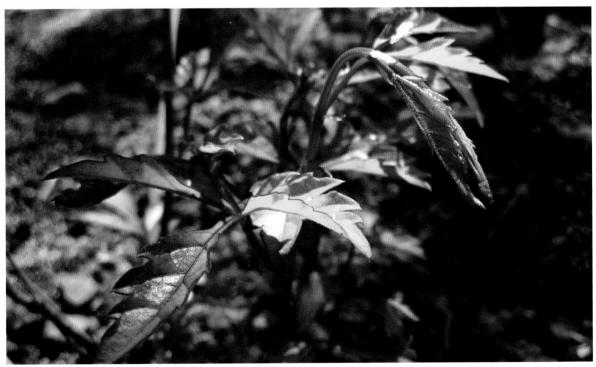

地　黄

别名：生地、鲜地黄、生地黄、鲜生地。
来源：为玄参科植物地黄 *Rehmannia glutinosa* Libosch. 的新鲜或干燥块根。

【生境分布】生长于山坡、田埂、路旁。主产于河南、辽宁、河北、山东、浙江等地。多栽培。

【采收加工】秋季采挖，除去芦头、须根及泥沙，鲜用或将地黄缓缓烘焙至约八成干。前者习称"鲜地黄"，后者习称"生地黄"。

【性味功用】甘、苦，寒。归心、肝、肾经。清热生津，凉血，止血。用于热病伤阴，舌绛烦渴，温毒发疹，吐血，衄血，咽喉肿痛。12～30克。

【精选验方】①病后虚汗、口干心躁：熟地黄250克，水煎分3次服，1日服完。②吐血咳嗽：熟地黄末，酒服5克，每日3次。③血热生癣：地黄汁频服之。④肝肾阴亏、虚热动血，胸腹膨胀：地黄、白茅根各30克，丹参15克，川楝子9克，水煎服。⑤风湿性关节炎：干地黄90克，切碎，加水600～800毫升，煮沸约1小时，滤去药液约300毫升，为1日量，1次或2次服完。

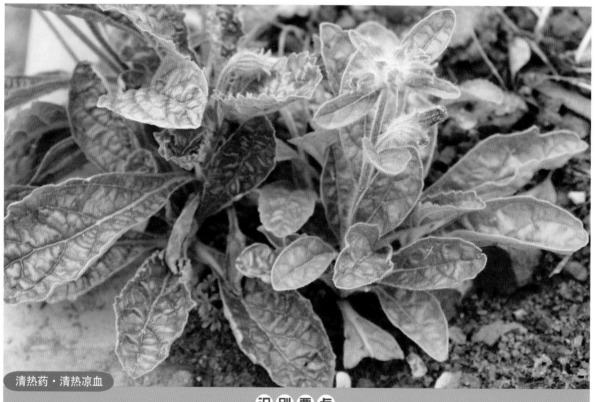

清热药·清热凉血

识别要点

①全植株被灰白色长柔毛和腺毛。②叶多基生，莲座状；叶片倒卵形或长椭圆形，基部渐窄，边缘具有不整齐钝齿，叶面多皱。③总状花序，花萼钟状，花冠筒状稍弯曲，紫红色。

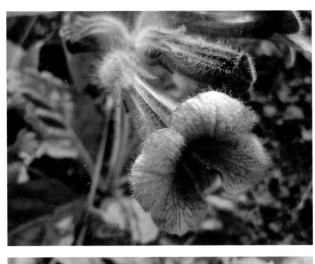

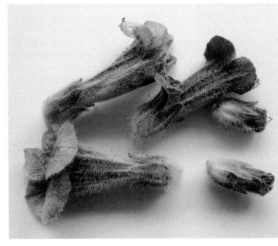

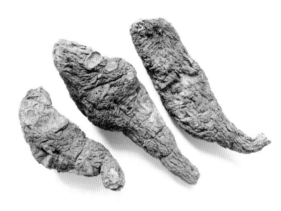

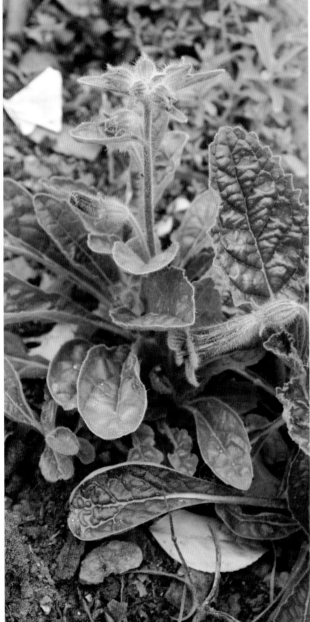

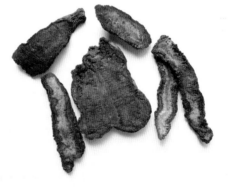

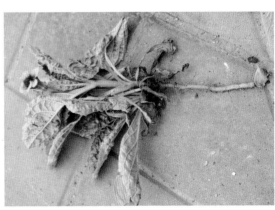

玄参

别名：玄台、馥草、黑参、逐马、元参。
来源：为玄参科植物玄参 *Scrophularia mingpoensis* Hemsl. 的干燥根。

【生境分布】生长于溪边、山坡林下及草丛中。主产于浙江、湖北、江苏、江西、四川等地。

【采收加工】冬季茎叶枯萎时采挖，除去根茎、幼芽、须根及泥沙，晒或烘至半干，堆放3～6日，反复数次至干燥。

【性味功用】甘、苦、咸，微寒。归肺、胃、肾经。清热凉血，滋阴降火，解毒散结。用于热入营血，温毒发斑，舌绛烦渴，津伤便秘，骨蒸劳嗽，目赤，咽痛，白喉，痈肿疮毒。9～15克。

【精选验方】①慢性咽喉肿痛：玄参、生地各15克，连翘、麦冬各10克，水煎服。②热毒壅盛、高热神昏、发斑发疹：玄参、甘草各10克，石膏30克，知母12克，水牛角60克，粳米9克，水煎服。③腮腺炎：玄参15克，板蓝根12克，夏枯草6克，水煎服。④热病伤津、口渴便秘：玄参30克，生地、麦冬各24克，水煎服。⑤急性扁桃体炎：玄参15克，连翘、射干、牛蒡子、黄芩、桔梗各10克，薄荷6克，甘草5克，水煎服。

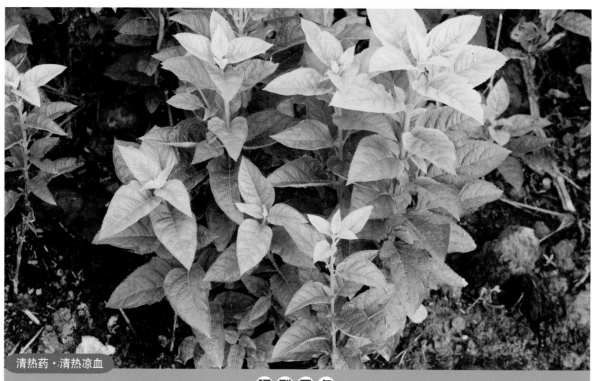

清热药·清热凉血

识别要点

①茎直立，四棱形，光滑或有腺状毛。②茎下部叶对生，近茎顶互生，叶片边缘有细锯齿，下面疏生细毛。

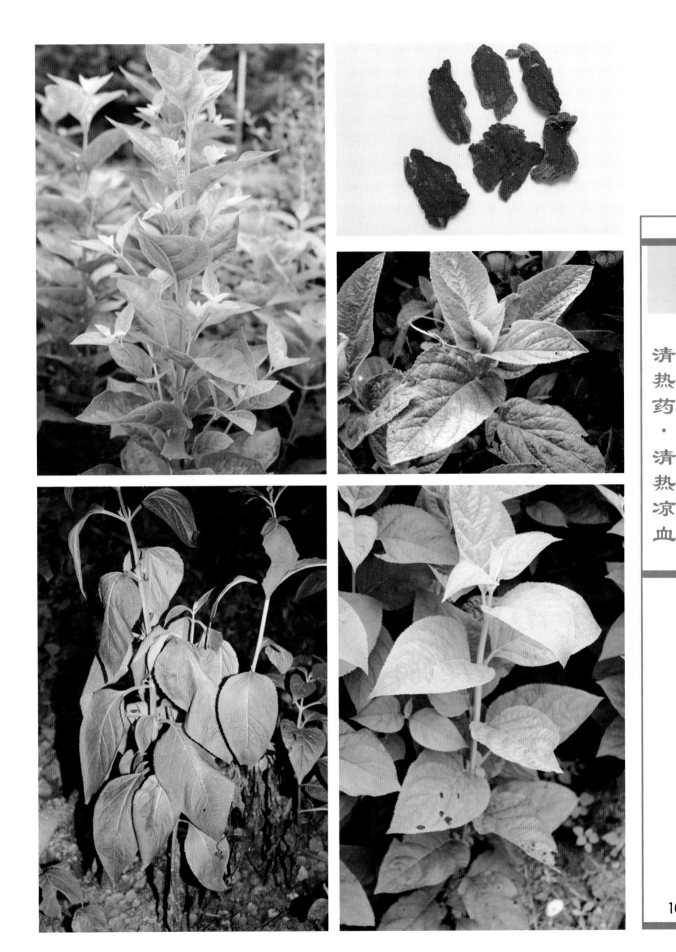

牡丹皮

别名： 丹皮、丹根、牡丹根皮。
来源： 为毛茛科植物牡丹 *Paeonia suffruticosa* Andr. 的干燥根皮。

【生境分布】生长于向阳、不积水的斜坡、沙质地。全国各地多有分布。

【采收加工】秋季采挖根部，除去细根和泥沙，剥取根皮，晒干。

【性味功用】苦、辛，微寒。归心、肝、肾经。清热凉血，活血化瘀。用于热入营血，温毒发斑，吐血衄血，夜热早凉，无汗骨蒸，经闭痛经，痈肿疮毒，跌仆伤痛。6～12克。

【精选验方】①通经：牡丹皮6～9克，仙鹤草、六月雪、槐花各9～12克，水煎，冲黄酒、红糖，经行时早、晚空腹服。②肾虚腰痛：牡丹皮、草薢、白术、桂（去粗皮）各等份，捣罗为散，每次15克，温酒调下。③过敏性鼻炎：牡丹皮9克，水煎服，每日1剂，10日为1疗程。④牙痛：牡丹皮、防风、生地黄、当归各20克，升麻15克，青皮12克，细辛5克，水煎服。⑤阑尾炎初起、腹痛便秘：牡丹皮12克，生大黄8克，大血藤、金银花各15克，水煎服。

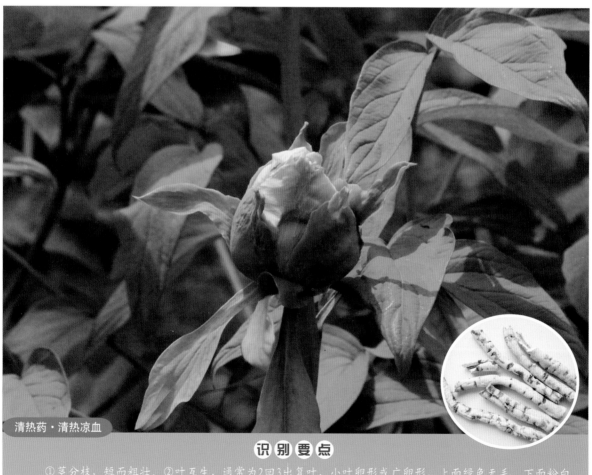

清热药·清热凉血

识别要点

①茎分枝，短而粗壮。②叶互生，通常为2回3出复叶，小叶卵形或广卵形，上面绿色无毛，下面粉白色。③花果生于枝顶。

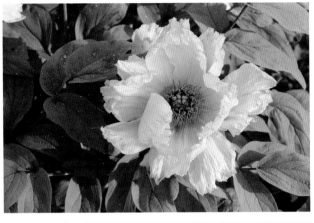
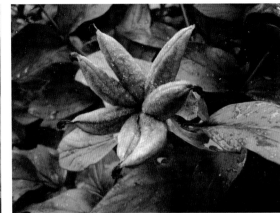

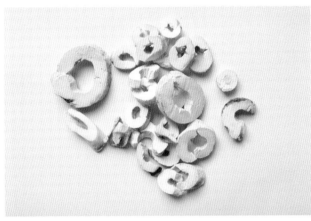
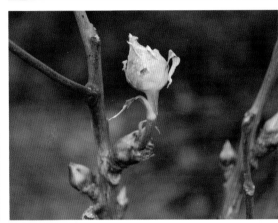

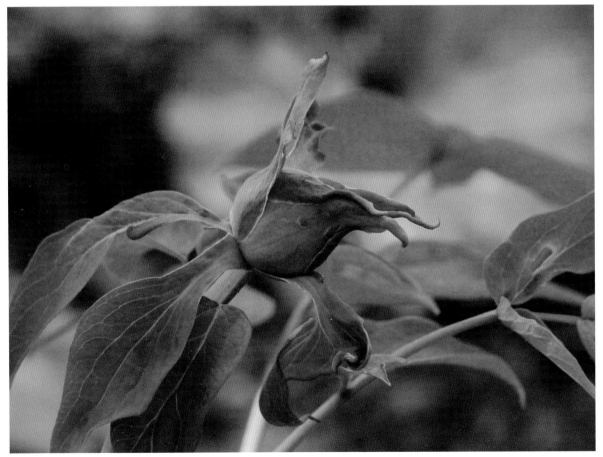

赤芍

别名：山芍药、木芍药、草芍药、红芍药、赤芍药。
来源：为毛茛科植物川赤芍 *Paeonia veittchii* Lynch 等的干燥根。

【生境分布】生长于山坡林下草丛中及路旁。主产于内蒙古、辽宁、吉林、甘肃、青海、新疆、河北、安徽、陕西、山西、四川、贵州等地。

【采收加工】春、秋二季采挖，除去根茎、须根及泥沙，晒干。

【性味功用】苦，微寒。归肝经。清热凉血，散瘀止痛。用于热入营血，温毒发斑，吐血衄血，目赤肿痛，肝郁胁痛，经闭痛经，跌仆损伤。6～12克。

【精选验方】①血瘀疼痛、血瘀痛经：赤芍、延胡索、香附、乌药、当归各6克，水煎服。②胁肋瘀痛：赤芍9克，青皮、郁金各6克，水煎服。③血瘀头痛：赤芍、川芎各9克，当归、白芷、羌活各6克，水煎服。④冠心病、心绞痛：赤芍10克，丹参20克，降香、川芎各15克，水煎服。⑤子宫肌瘤：赤芍、茯苓、桂枝各15克，丹皮10克，桃仁、莪术、三棱各12克，水煎服，每日1剂。

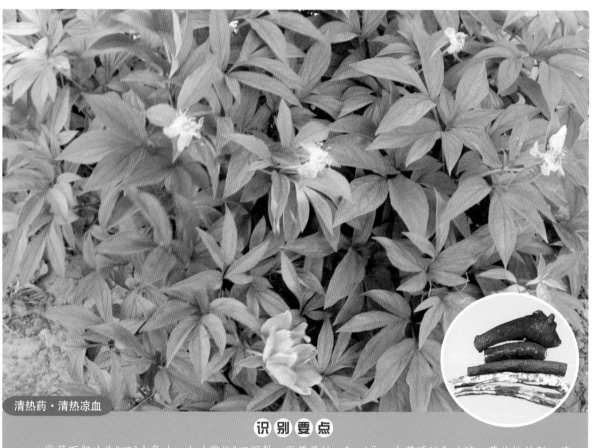

清热药·清热凉血

识别要点

①茎下部叶为2回3出复叶，小叶掌状2回深裂。②花两性，2～4朵，生茎顶端和叶腋，苞片披针形，花瓣紫红色或粉红色。

青 蒿

别名：草蒿、香蒿、苦蒿、蒿子。
来源：为菊科植物黄花蒿Artemisia annua L.的干燥地上部分。

【生境分布】生长于林缘、山坡、荒地。产于全国各地。

【采收加工】秋季花盛开时采割，除去老茎，阴干。

【性味功用】苦、辛，寒。归肝、胆经。清虚热，解暑热，除骨蒸，截疟。用于暑邪发热，阴虚发热，夜热早凉，骨蒸劳热，疟疾寒热，湿热黄疸，温邪伤阴。6～12克，入煎剂宜后下。

【精选验方】①疗疮：青蒿、苦参各50克，夜交藤100克，水煎外洗，每日2次。②头痛：青蒿、白萝卜叶各30克，山楂10克，水煎服，每日2～3次。③低热不退、肺结核潮热：青蒿、丹皮各10克，鳖甲、生地、知母各15克，水煎服。④鼻出血：鲜青蒿30克，捣汁饮，药渣纱布包塞鼻中。⑤皮肤瘙痒：青蒿120克，煎汤外洗。⑥暑热烦渴：青蒿15克，开水泡服；或鲜青蒿60克，捣汁，凉开水冲饮。⑦小儿夏季热：青蒿、荷叶各10克，金银花6克，水煎代茶饮。

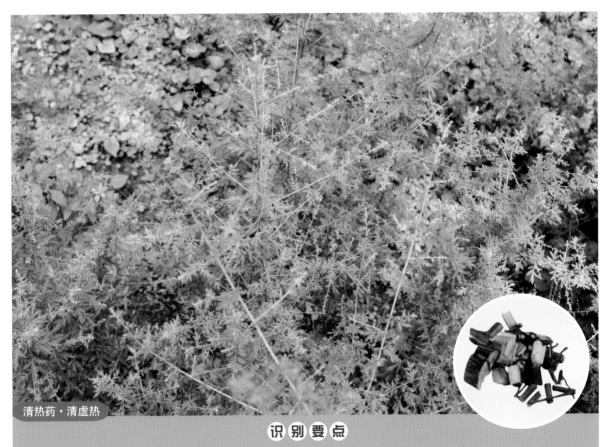

清热药·清虚热

识别要点

①茎直立，具纵条纹，上部分枝。②基部及下部叶在花期枯萎，中部叶卵形，先端尖锐，表面深绿色。③头状花序多数，球形，排成圆锥状。

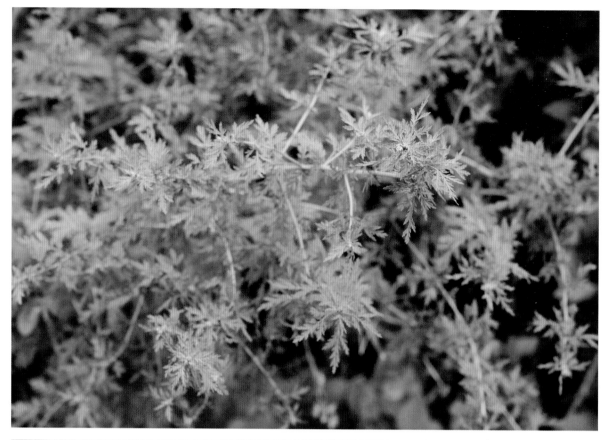

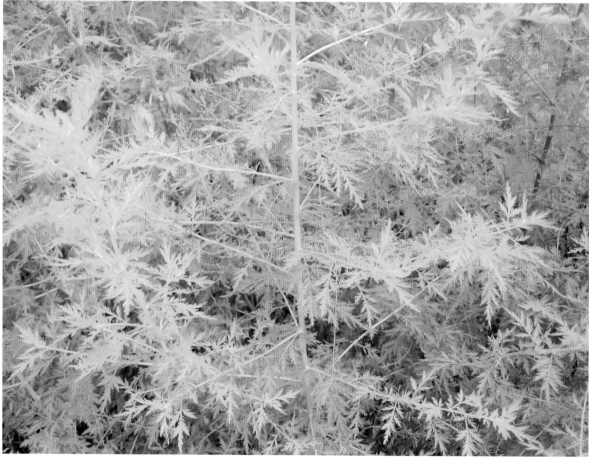

白 薇

别名：春草、薇草、白龙须、白马薇、龙胆白薇。
来源：为萝藦科植物白薇 *Cynanchum atratum* Bge.等的干燥根及根茎。

【生境分布】生长于树林边缘或山坡。主产于山东、安徽、辽宁、四川、江苏、浙江、福建、甘肃、河北、陕西等地。

【采收加工】春、秋二季采挖，洗净，干燥。

【性味功用】苦、咸，寒。归胃、肝、肾经。清热凉血，利尿通淋，解毒疗疮。用于温邪伤营发热，阴虚发热，骨蒸劳热，产后血虚发热，热淋，血淋，痈疽肿毒。5～10克。

【精选验方】①产后血虚发热：白薇9克，当归12克，人参5克，甘草6克，水煎服。②虚热盗汗：白薇、地骨皮各12克，鳖甲、银柴胡各9克，水煎服。③尿路感染：白薇9克，石韦12克，滑石15克，木通10克，生甘草5克，水煎服；或白薇25克，车前草50克，水煎服。④咽喉肿痛：白薇9克，甘草3克，桔梗6克，射干、金银花、山豆根各10克，水煎服。⑤肺实鼻塞：白薇、款冬花、贝母（去心）各50克，百部100克，上为末，每次5克，米饮调下。

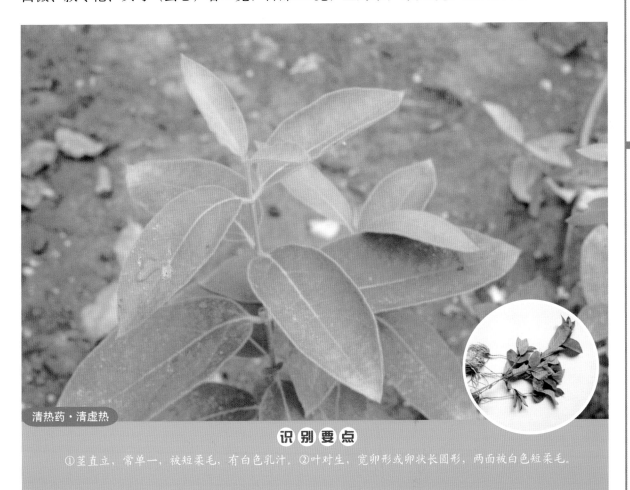

识别要点

①茎直立，常单一，被短柔毛，有白色乳汁。②叶对生，宽卵形或卵状长圆形，两面被白色短柔毛。

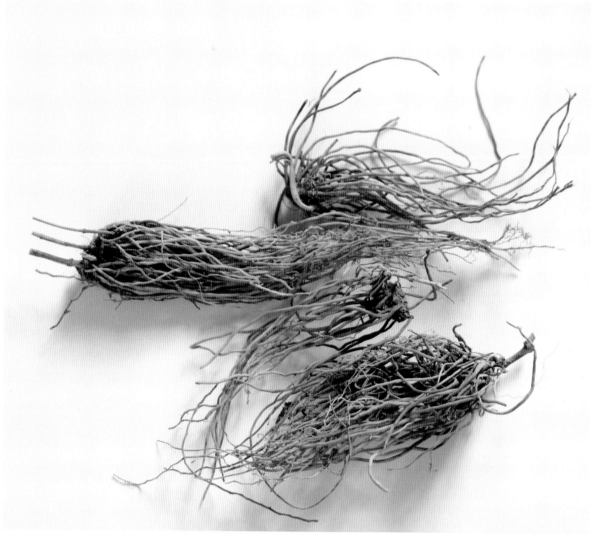

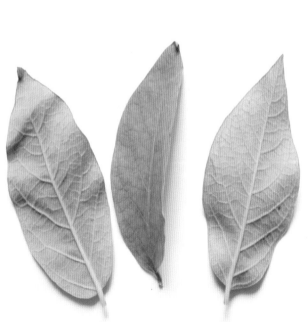

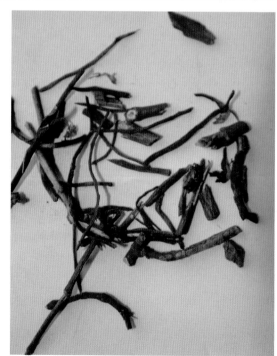

地骨皮

别名：地骨、地辅、枸杞根、枸杞根皮。
来源：为茄科植物枸杞*Lycium chinense* Mill.等的干燥根皮。

【生境分布】生长于田野或山坡向阳干燥处；有栽培。主产于河北、河南、陕西、四川、江苏、浙江等地。

【采收加工】春初或秋后采挖根部，洗净。剥取根皮，晒干。

【性味功用】甘，寒。归肺、肝、肾经。凉血除蒸，清肺降火。用于阴虚潮热，骨蒸盗汗，肺热咳嗽，咯血，衄血，内热消渴。9～15克。

【精选验方】①疟疾：鲜地骨皮50克，茶叶5克，水煎后于发作前2～3小时顿服。②鼻出血：地骨皮、侧柏叶各15克，水煎服。③肺热咳嗽、痰黄口干：地骨皮、桑叶各12克，浙贝母8克，甘草3克，水煎服。④血尿（非器质性疾病引起的）：地骨皮9克，酒煎服；或新地骨皮加水捣汁，加少量酒，空腹温服。⑤外阴肿痒：地骨皮30克，枯矾9克，煎水熏洗。⑥荨麻疹及过敏性紫癜：地骨皮30克，徐长卿15克，水煎服。⑦吐血、便血：地骨皮适量，水煎服。

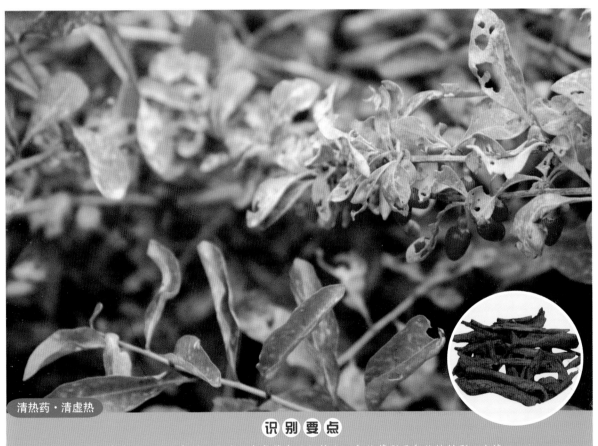

清热药·清虚热

识别要点

①枝细长，常弯曲下垂，有刺。②叶互生或簇生于短枝上，卵状菱形至卵状披针形，全缘。

银柴胡

别名：土参、银胡、山菜根、沙参儿、牛肚根、银夏柴胡。
来源：为石竹科植物银柴胡*Stellaria dichotoma* L.var. lanceolata Bge.的干燥根。

【生境分布】生长于干燥的草原、悬岩的石缝或碎石中。主产于宁夏、甘肃、陕西等地。

【采收加工】春、夏间植株萌发或秋后茎叶枯萎时采挖；栽培品于种植后第三年9月中旬或第四年4月中旬采挖，除去残茎、须根及泥沙，晒干。

【性味功用】甘，微寒。归肝、胃经。清虚热，除疳热。用于阴虚发热，骨蒸劳热，小儿疳热。3～10克。

【精选验方】①肺结核咯血：银柴胡10克，白及12克，仙鹤草15克，水煎服。②阴虚骨蒸潮热：银柴胡10克，青蒿12克，鳖甲15克，水煎服。③小儿疳积发热、食少纳呆、肚腹臌胀：银柴胡、地骨皮、山楂、胡黄连、白术、太子参各6克，山药10克，鸡内金3克，水煎服。④小儿低热不退：银柴胡、青蒿各12克，白薇、牡丹皮各10克，地骨皮15克，水煎服。

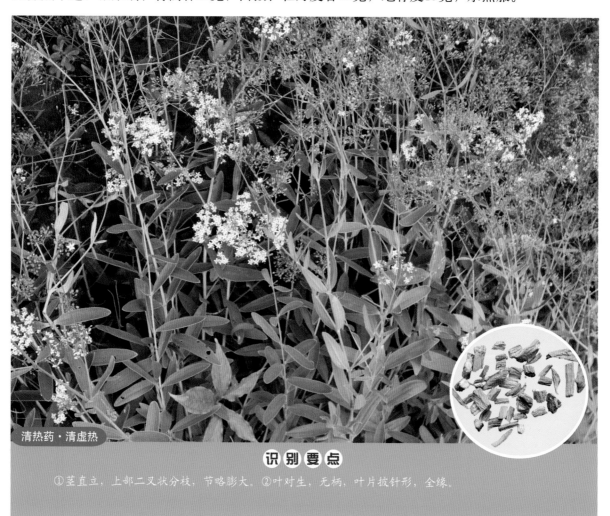

清热药·清虚热

识别要点

①茎直立，上部二叉状分枝，节略膨大。②叶对生，无柄，叶片披针形，全缘。

胡黄连

别名：胡连、假黄连、割孤露泽。

来源：为玄参科植物胡黄连 *Picrorhiza scrophulariiflora* Pennell 的干燥根茎。

【生境分布】生长于沟边、砂砾地或高山草甸。主产于西藏、云南及四川等地。

【采收加工】秋季采挖，除去须根及泥沙，晒干。

【性味功用】苦，寒。归肝、胃、大肠经。清湿热，除骨蒸，消疳热。用于湿热泻痢，黄疸尿赤，痔疮肿痛，骨蒸潮热，小儿疳热。3～10克。

【精选验方】①湿热泻痢：胡黄连、黄柏、甘草、黄芩、金银花各10克，白头翁15克，白芍12克，木香6克，水煎服。②骨蒸劳热、四肢无力、夜卧虚汗：胡黄连、银柴胡、鳖甲各等量，研粉过筛，每次3克，每日3次。③痔疮疼肿不可忍：胡黄连适量，研末过筛，以猪胆汁调涂患处。④痢疾：胡黄连、山楂各适量，炒研为末，每次5～10克，拌白糖少许，温开水调匀空腹服用。

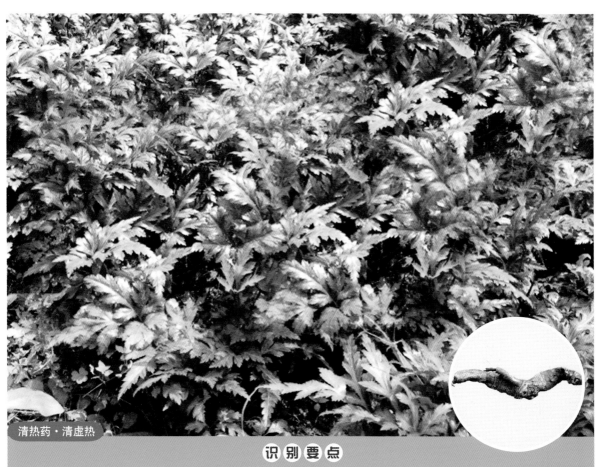

清热药·清虚热

识别要点

①叶密集于根状茎顶端，成莲座状，无柄，叶片匙形至卵形，先端圆钝。

大　黄

别名：黄良、肤如、将军、川军、锦纹大黄。
来源：为蓼科植物掌叶大黄*Rheum palmatum* L.等的干燥根及根茎。

【生境分布】生长于山地林缘半阴湿的地方。主产于四川、甘肃、青海、西藏等地。

【采收加工】秋末茎叶枯萎或次春发芽前采挖，除去细根，刮去外皮，切瓣或段，绳穿成串干燥或直接干燥。

【性味功用】苦，寒。归脾、胃、大肠、肝、心包经。泻热通肠，凉血解毒，逐瘀通经。用于实热便秘，积滞腹痛，泻痢不爽，湿热黄疸，血热吐衄，目赤，咽肿，肠痈腹痛，痈肿疔疮，瘀血经闭，跌仆损伤，外治水火烫伤；上消化道出血。3～15克。外用适量，研末调敷患处。

【精选验方】①食积腹痛：大黄、砂仁各9克，莱菔子30克，水煎服，每日3次。②胆囊炎、胆石症：大黄、黄连各9克，枳壳、黄芩、木香各12克，水煎服，每日3次。③急性胰腺炎：大黄12克，柴胡、白芍各15克，胡黄连、延胡索、黄芩、木香、芒硝各9克，水煎服，每日3次。

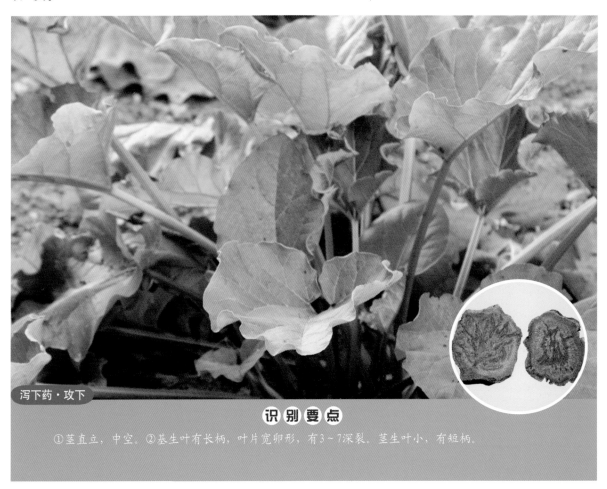

泻下药·攻下

识别要点

①茎直立，中空。②基生叶有长柄，叶片宽卵形，有3～7深裂。茎生叶小，有短柄。

芦 荟

别名：卢会、讷会、象胆、奴会、劳伟。
来源：为百合科植物库拉索芦荟*Aloe barbadensis* Miller**的汁液浓缩干燥物。**

【生境分布】生长于排水性能良好、不易板结的疏松土质中。福建、台湾、广东、广西、四川、云南等地有栽培。

【采收加工】将采收的鲜叶片切口向下直放于盛器中，取其流出的液汁使之干燥即成；也可将叶片洗净，横切成片，加入与叶同等量的水，煎煮2～3小时，过滤，将过滤液倒入模型内烘干或曝晒干，即得芦荟膏。

【性味功用】苦，寒。归肝、胃、大肠经。清肝泻火，泻下通便。用于便秘，小儿疳积，惊风；外治湿癣。2～5克。外用适量，研末敷患处。

【精选验方】①便秘：芦荟鲜叶5克，蜂蜜30克，每晚睡前开水冲服。②咯血、吐血、尿血：芦荟花6～10克，水浸泡去黏汁，水煎服。可加白糖适量。③脚癣：用白酒泡芦荟，待芦荟色泽由绿变黄，取酒滴于脚癣患处，每日数次。④蚊虫叮咬：新鲜芦荟叶片洗净，从中间分开，剪去边上的刺，直接涂在被叮咬处。

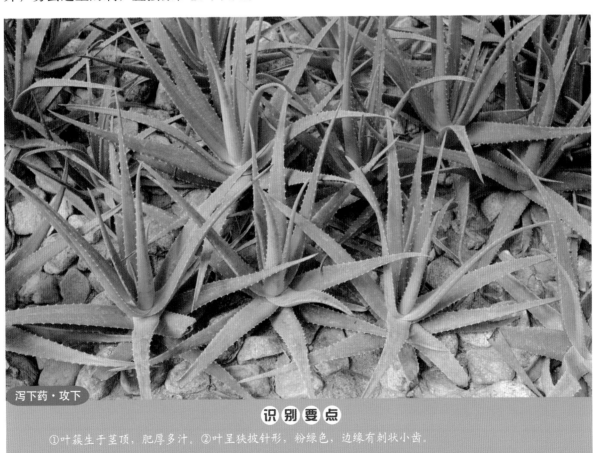

泻下药·攻下

识别要点

①叶簇生于茎顶，肥厚多汁。②叶呈狭披针形，粉绿色，边缘有刺状小齿。

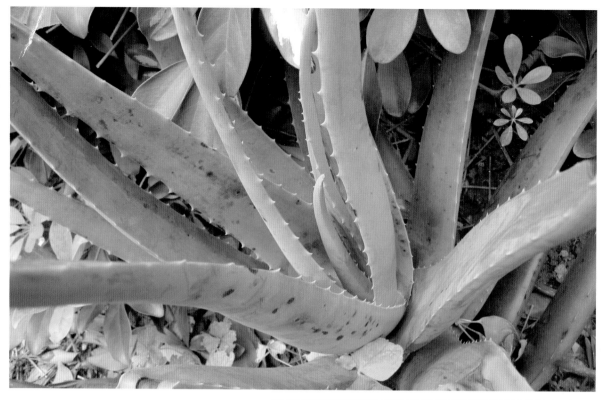

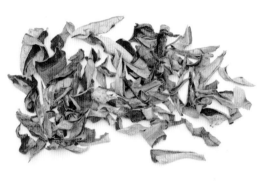

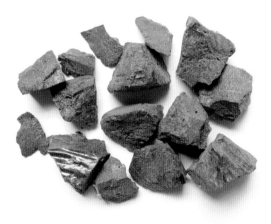

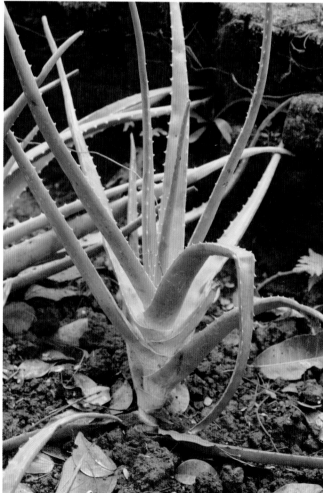

Shi Yong Zhong Cao Yao Tu Dian

实用中草药图典

火麻仁

别名：火麻、麻仁、大麻仁、线麻子。
来源：为桑科植物大麻*Cannabis sativa* L.的干燥成熟果实。

【生境分布】生长于土层深厚、疏松肥沃、排水良好的沙质土壤或黏质土壤里。主产于东北、华北、华东、中南等地。

【采收加工】秋季果实成熟时采收，除去杂质，晒干。

【性味功用】甘，平。归脾、胃、大肠经。润肠通便。用于血虚津亏，肠燥便秘。10～15克。

【精选验方】①大便不通：火麻仁适量，研末，同米煮粥食用。②烫伤：火麻仁、黄柏、黄栀子各适量，共研末，调猪油涂。③跌打损伤：火麻仁200克，煅炭，兑黄酒服。

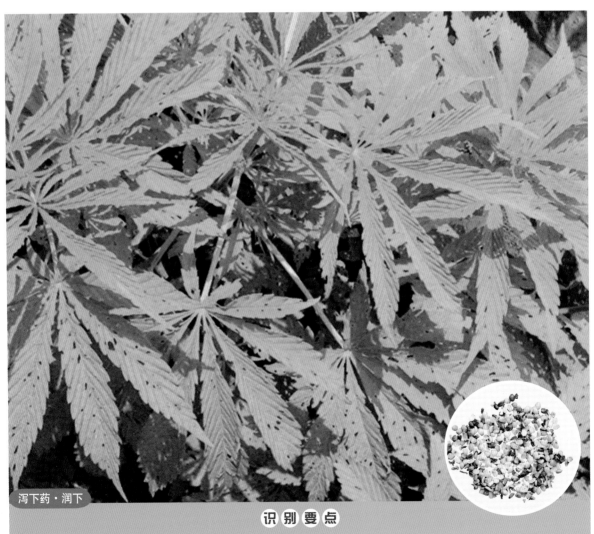

泻下药·润下

识别要点

①茎直立，表面有纵沟，密被短柔毛。②掌状叶互生或下部对生，全裂，披针形至条状披针形，下面密被灰白色毡毛。

泻下药·润下

Xie Xia Yao · Run Xia

123

郁李仁

别名：郁子、山梅子、小李仁、郁里仁、李仁肉。
来源：为蔷薇科植物欧李 *Prunus humilis* Bge.等的干燥成熟种子。

　　【生境分布】生长于荒山坡或沙丘边。主产于黑龙江、吉林、辽宁、内蒙古、河北、山东等地。

　　【采收加工】夏、秋二季采收成熟果实，除去果肉及核壳，取出种子，干燥。

　　【性味功用】辛、苦、甘、平。归脾、大肠、小肠经。润燥滑肠，下气利水。用于津枯肠燥，食积气滞，腹胀便秘，水肿，脚气，小便不利。6～10克。

　　【精选验方】①风热气秘：郁李仁、酒陈皮、京三棱各30克，共捣为散。每次6克，水煎空腹服。②肺气虚弱：郁李仁30粒，研末，生梨汁调和糊状，敷内关穴，胶布固定，每12小时更换一次。③疣：郁李仁、鸡子白各10克，研涂患处。

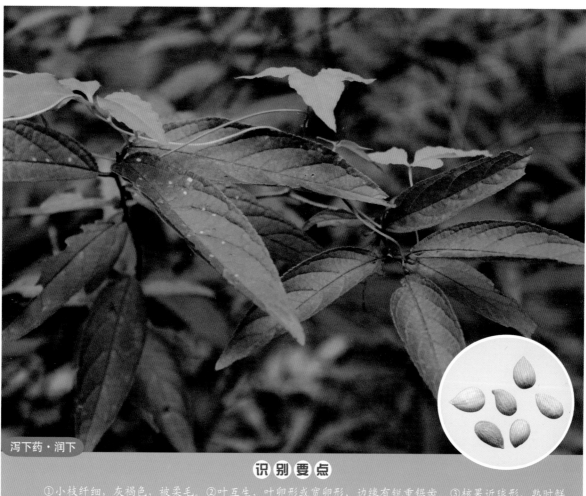

泻下药·润下

识别要点

　　①小枝纤细，灰褐色，被柔毛。②叶互生，叶卵形或宽卵形，边缘有锐重锯齿。③核果近球形，熟时鲜红色，外面无沟。

甘 遂

别名：陵泽、重泽、苦泽、陵藁、甘泽、肿手花根、猫儿眼根。
来源：为大戟科植物甘遂*Euphorbia kansui* T.N.Liou ex T.P.Wang的干燥块根。

【生境分布】生长于低山坡、沙地、荒坡、田边和路旁等。主产于陕西、河南、山西等地。

【采收加工】春季开花前或秋末茎叶枯萎后采挖，撞去外皮，晒干。

【性味功用】苦，寒；有毒。归肺、肾、大肠经。泻水逐饮，消肿散结。用于水肿胀满，胸腹积水，痰饮积聚，气逆喘咳，二便不利。0.5～1.5克，炮制后多入丸散用，外用适量，生用。

【精选验方】①渗出性胸膜炎、肝硬化腹水、血吸虫病腹水、慢性肾炎水肿、二便不通：甘遂、大戟、芫花各等份，大枣10枚，前三味混合研末，每次1～3克，大枣煎汤于清晨空腹送服。②癫痫：甘遂、朱砂各3克，将甘遂入鲜猪心中，煨熟，取出药，与朱砂研粉和匀，分作4丸，每次1丸，用猪心煎汤送下。③小儿睾丸鞘膜积液：甘遂、赤芍、枳壳、昆布各10克，甘草5克，水煎服，连用3～7日。

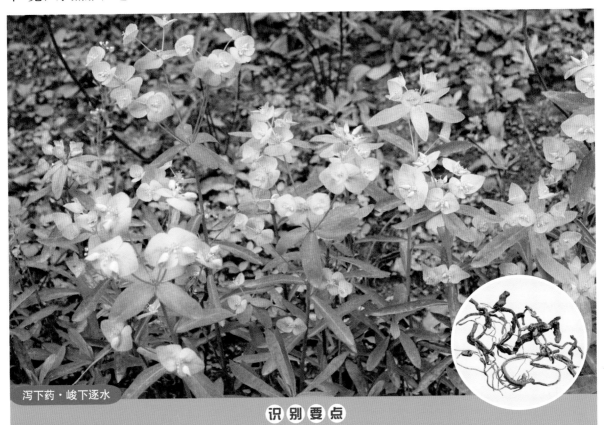

泻下药·峻下逐水

识别要点

①茎直立，下部稍木质化，淡红紫色，下部绿色。②叶互生，线状披针形或披针形，先端钝，基部宽楔形或近圆形。③杯状聚伞花序，顶生，稀腋生。

125

商 陆

别名：当陆、章陆、山萝卜、章柳根、见肿消。
来源：为商陆科植物商陆*Phytolacca acinosa* Roxb.等的干燥根。

【生境分布】生长于路旁疏林下或栽培于庭园。分布于全国大部分地区。
【采收加工】秋季至次春采挖，除去须根及泥沙，切成块或片，晒干或阴干。
【性味功用】苦，寒；有毒。归肺、脾、肾、大肠经。逐水消肿，通利二便，解毒散结。
用于水肿胀满，二便不通，外治痈肿疮毒。3～9克。外用鲜品捣烂或干品研末涂敷。
【精选验方】①足癣：商陆、苦参各100克，川椒20克，赤芍50克，煎汤，每日1～2次浸
泡患足，每次15～30分钟，保留药液，加热重复使用。②腹中如有石，痛如刀刺者：商陆根适
量，捣烂蒸之，布裹熨痛处，冷更换。③淋巴结结核：商陆9克，加红糖适量，水煎服。

Shi Yong Zhong Cao Yao Tu Dian

实用中草药图典

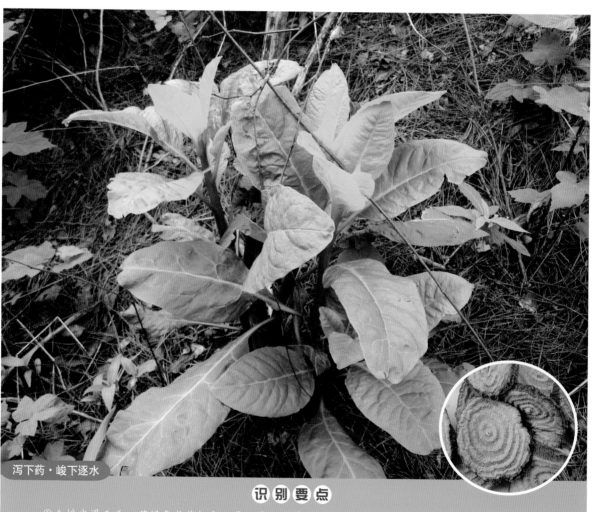

泻下药·峻下逐水

识别要点
①全株光滑无毛。茎绿色或紫红色，具纵沟。②单叶互生，具柄；叶片卵状椭圆形或椭圆形，全缘。
③总状花序顶生或侧生，直立；花初为白色后渐变为淡红色。

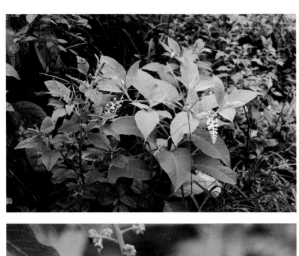
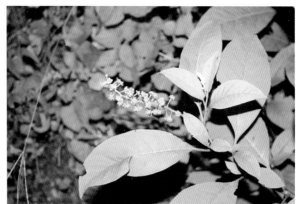
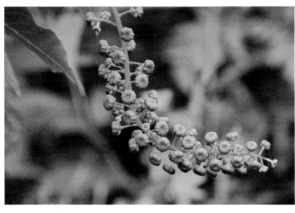
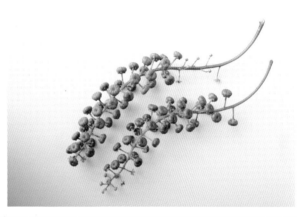
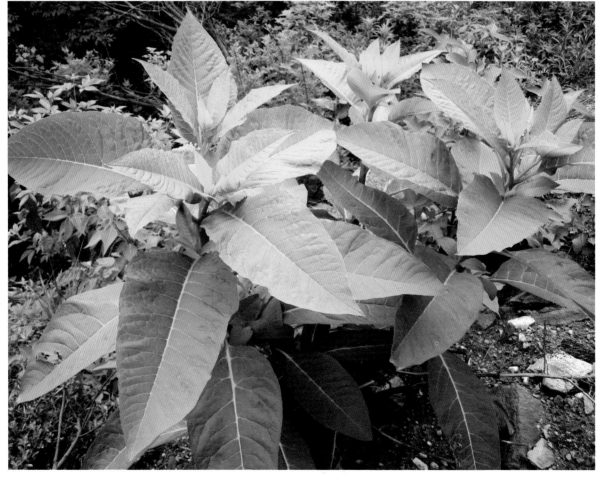

牵牛子

别名：黑丑、白丑、黑牵牛、白牵牛、喇叭花。
来源：为旋花科植物裂叶牵牛 *Pharbitis nil*(L.)Choisy 的干燥成熟种子。

【生境分布】生长于山野灌木丛中、村边、路旁；多栽培。全国各地有分布。

【采收加工】秋末果实成熟、果壳未开裂时采割植株，晒干，打下种子，除去杂质。

【性味功用】苦、寒；有毒。归肺、肾、大肠经。泻水通便，消痰涤饮，杀虫攻积。用于水肿胀满，二便不通，痰饮积聚，气逆喘咳，虫积腹痛，蛔虫、绦虫病。3～6克。入丸散服，每次1.5～3克。

【精选验方】①水肿：牵牛子适量，研为末，每次2克，每日1次，以小便利为度。②肠道寄生虫：牵牛子100克（炒，研为末），槟榔50克，使君子肉50个（微炒），均为末，每次10克，砂糖调下，小儿减半。③水气积块：牵牛子500克，炒研细，黄酒冲服，每次3克，每日3次。④气滞腹痛，食积腹痛：炒牵牛子60克，研细末，红糖水冲服，每次2克，每日3次。⑤燥热实秘：牵牛子15克，大黄30克，共为细末，蜂蜜水送服10克。

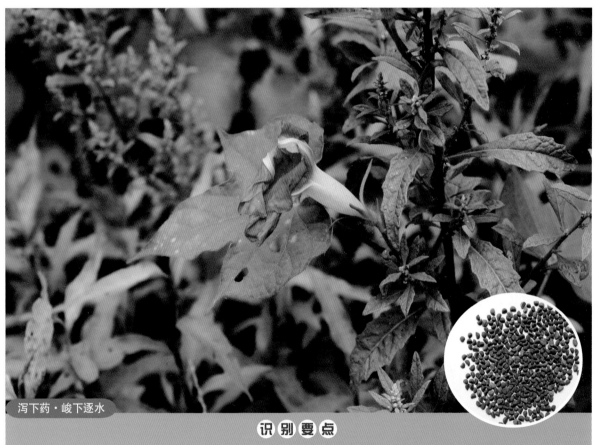

泻下药·峻下逐水

识别要点

①茎叶密被白色柔毛。叶阔心形，常不裂。②花序有花1～3朵，腋生；花冠漏斗状，白色、蓝紫色或紫红色，顶端5浅裂。

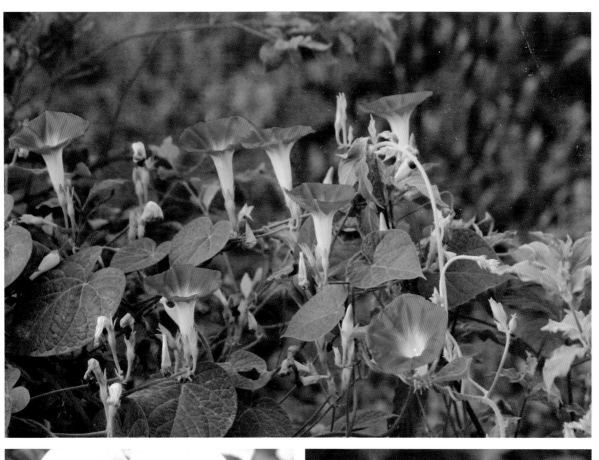

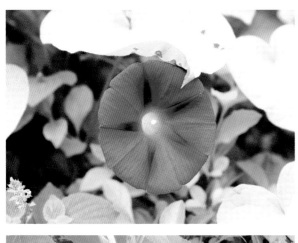

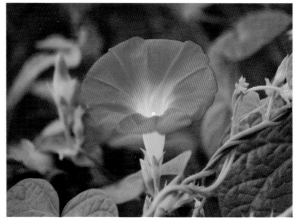

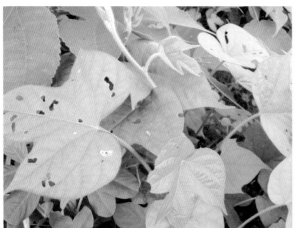

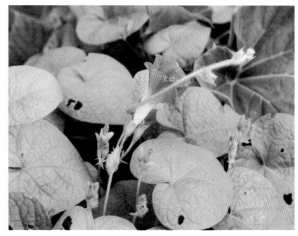

千金子

别名：联步、小巴豆、千两金、续随子、菩萨豆。
来源：为大戟科植物续随子*Euphorbia lathyris* L.的干燥成熟种子。

【生境分布】生长于向阳山坡，各地也有野生。主产于河南、浙江、河北、四川、辽宁、吉林等地。

【采收加工】夏、秋二季果实成熟时采收，除去杂质，干燥。

【性味功用】辛，温；有毒。归肝、肾、大肠经。逐水消肿，破血消癥，外用疗癣蚀疣。用于水肿，痰饮，积滞胀满，二便不通，血瘀经闭；外治顽癣，赘疣。1～2克；去壳，去油用，多入丸散服。外用适量，捣烂敷患处。

【精选验方】①血瘀经闭：千金子3克，丹参、制香附各9克，水煎服。②疣赘：千金子适量，熟时破开，涂患处。

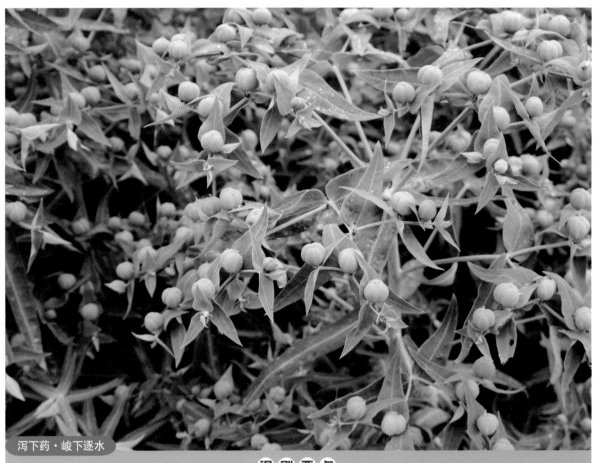

泻下药·峻下逐水

识别要点

①全株表面微被白粉，含白色乳汁；茎直立，粗壮，无毛，多分枝。②单叶对生，茎下部叶较密而狭小，线状披针形，无柄；茎上部叶具短柄，叶片广披针形。③蒴果近球形。

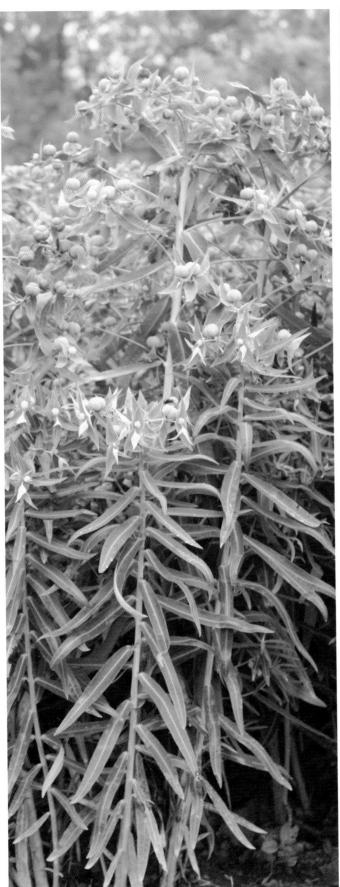

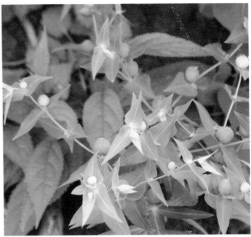

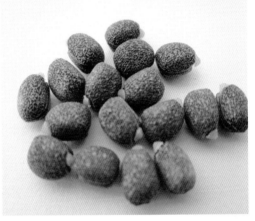

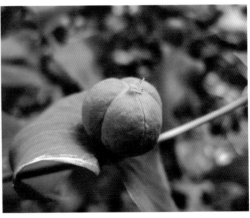

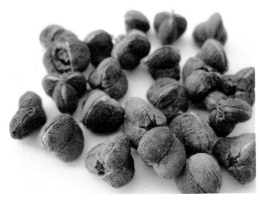

独 活

别名： 大活、独滑、川独活、巴东独活、胡王使者。
来源： 为伞形科植物重齿毛当归*Angelica pubescens* Maxim. f. biserrata Shanet Yuan的干燥根。

【生境分布】生长于山谷沟边或草丛中，有栽培。主产于湖北、四川等地。

【采收加工】春初苗刚发芽或秋末茎叶枯萎时采挖，除去须根及泥沙，烘至半干，堆置2～3日，发软后再烘至全干。

【性味功用】辛、苦，微温。归肾、膀胱经。祛风除湿，通痹止痛。用于风寒湿痹，腰膝疼痛，少阴伏风头痛，风寒挟湿头痛。3～10克。

【精选验方】①慢性气管炎：独活15克，红糖25克，加水煎成100毫升，分3～4次服。②青光眼：独活、羌活、五味子各6克，白芍12克，水煎服。③面神经炎：独活、薄荷、白芷各30克，共研为细末，炼蜜为丸，每丸3克，每日3丸，口含服。④风湿腰痛：独活50克，杜仲、续断15克，米酒一杯为引，水煎服。⑤阴寒头痛：独活10克，细辛3克，川芎12克，水煎服。

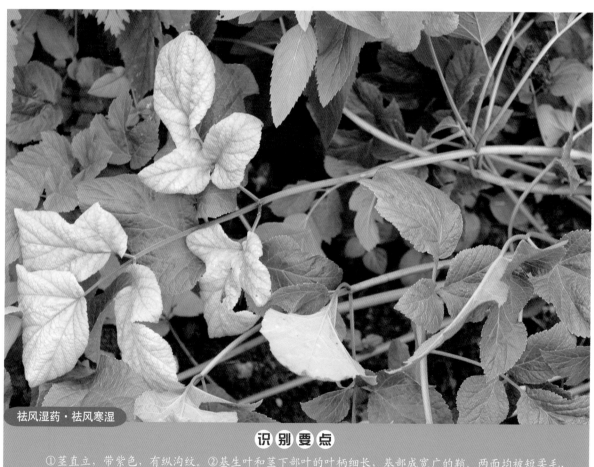

祛风湿药·祛风寒湿

识别要点

　①茎直立，带紫色，有纵沟纹。②基生叶和茎下部叶的叶柄细长，基部成宽广的鞘。两面均被短柔毛，边缘有不整齐的重锯齿。

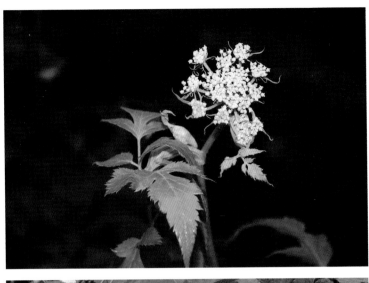

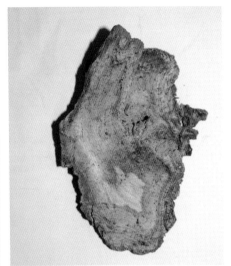

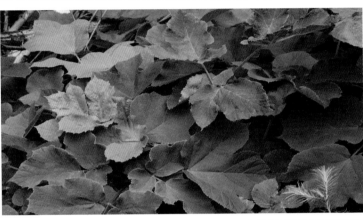

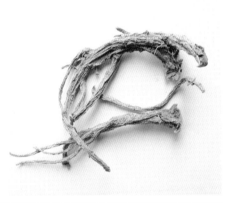

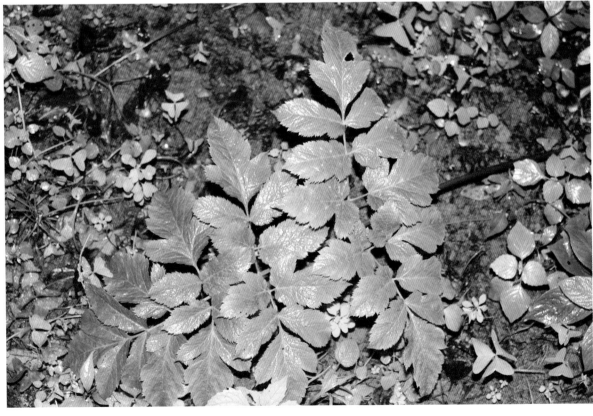

威灵仙

别名： 灵仙、黑骨头、黑须根、黑脚威灵仙、铁脚威灵仙。

来源： 为毛茛科植物威灵仙*Clematis chinensis* Osbeck等的干燥根及根茎。

【生境分布】生长于山谷、山坡或灌木丛中。主产于江苏、浙江、江西、安徽、四川、贵州、福建、广东、广西等地。

【采收加工】秋季采挖，除去泥沙，晒干。

【性味功用】辛、咸，温。归膀胱经。祛风除湿，通络止痛。用于风湿痹痛，肢体麻木，筋脉拘挛，屈伸不利，骨梗咽喉。6～10克。

【精选验方】①诸骨梗喉：威灵仙30克，浓煎含咽。②胆石症：威灵仙60克，水煎服。③腰脚疼痛：威灵仙150克，捣为散，饭前温酒调服，每次3克。④尿路结石：威灵仙60～90克，金钱草50～60克，水煎服。⑤疟疾：威灵仙15克，酒煎温服。

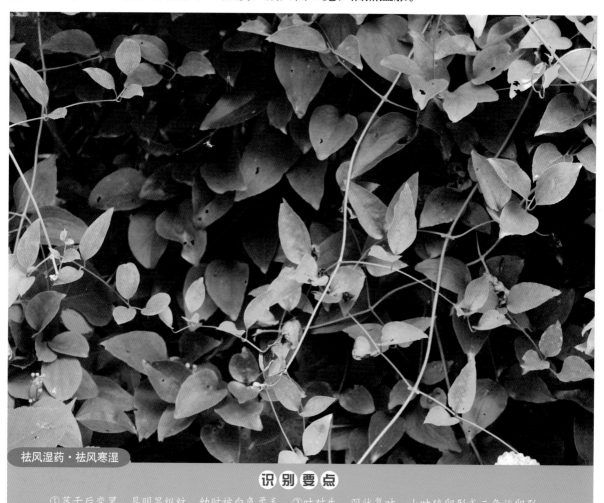

祛风湿药·祛风寒湿

识别要点

①茎干后变黑，具明显纵纹，幼时被白色柔毛。②叶对生，羽状复叶，小叶狭卵形或三角状卵形。

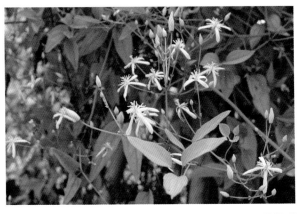
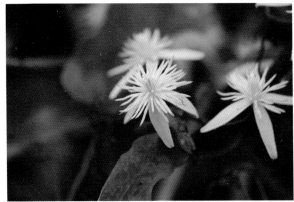
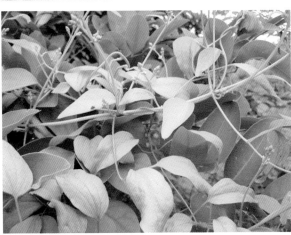
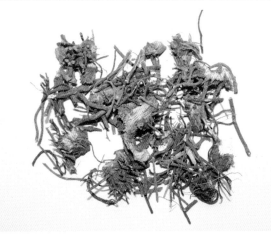
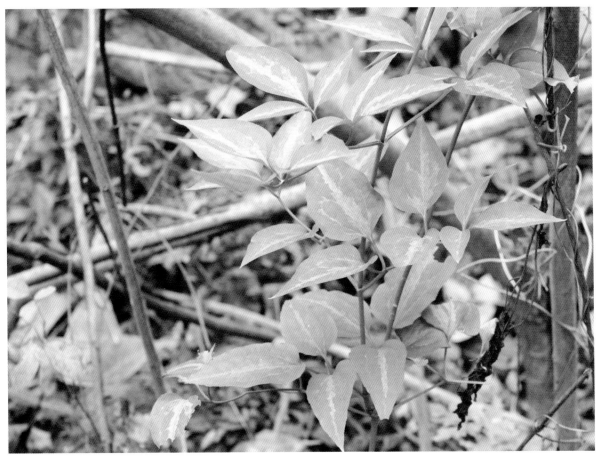

草乌

别名：乌头、鸡毒、药羊蒿、草乌头、鸡头草、百步草。
来源：为毛茛科植物北乌头*Aconitum kusnezoffii* Reichb.的干燥块根。

【生境分布】生长于山坡草地或疏林中。主产于山西、河北、内蒙古等地。

【采收加工】秋季茎叶枯萎时采挖，除去须根及泥沙，干燥。

【性味功用】辛、苦，热；有大毒。归心、肝、肾、脾经。祛风除湿，温经止痛。用于风寒湿痹，关节疼痛，心腹冷痛，寒疝作痛，麻醉止痛。一般炮制后用。

【精选验方】①风寒关节炎：草乌、松节、川乌各30克，生半夏、生天南星各30克，研粗末酒浸，擦敷患处。②十二指肠溃疡：草乌、川乌各9克，白及、白芷各12克，研末和面少许，调合成饼，外敷于剑突下胃脘部，一昼夜后除去。③气滞血瘀心痛：草乌15克，土木香10克，马钱子9克，肉蔻、广木香各20克，沉香6克，共研粗末，每次水煎服3~6克，每日3次。④淋巴结炎、淋巴结结核：草乌1个，用烧酒适量磨汁，外擦局部，每日1次。

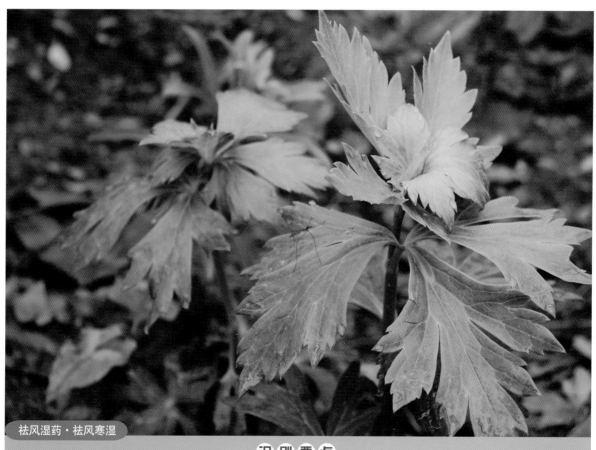

祛风湿药·祛风寒湿

识别要点

①茎直立，无毛。②叶片纸质或近革质，五角形，3全裂，中裂片宽菱形，渐尖，近羽状深裂，小裂片披针形。

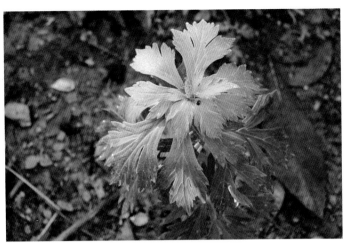

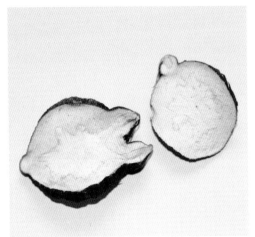

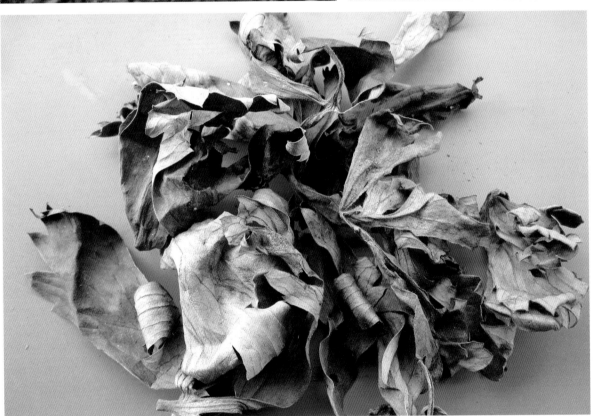

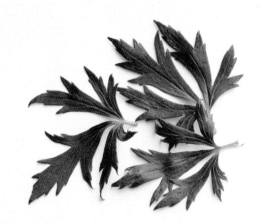

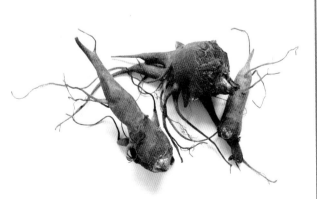

木 瓜

别名：酸木瓜、铁脚梨、秋木瓜、皱皮木瓜、贴梗海棠。
来源：为蔷薇科植物贴梗海棠*Chaenomeles speciosa*(Sweet)Nakai的干燥近成熟果实。

【生境分布】生长于山坡地、田边地角、房前屋后。主产于山东、河南、陕西、安徽、江苏、湖北、四川、浙江、江西、广东、广西等地。

【采收加工】夏、秋二季果实绿黄时采收，置沸水中烫至外皮灰白色，对半纵剖，晒干。

【性味功用】酸，温。归肝、脾经。舒筋活络，和胃化湿。用于湿痹拘挛，腰膝关节酸重疼痛，吐泻转筋，脚气水肿。6~9克。

【精选验方】①消化不良：木瓜10克，麦谷芽各15克，木香3克，水煎服。②产后体虚、乳汁不足：鲜木瓜250克，切块，猪蹄500克，加水适量，炖熟，再将鲜木瓜放入汤中，炖至烂熟，食用即可。③脚气：干木瓜1个，明矾50克，煎水，乘热熏洗。④荨麻疹：木瓜18克，水煎，分2次服，每日1剂。⑤银屑病：木瓜片100克，蜂蜜300毫升，生姜2克，加水适量共煮沸，改文火再煮10分钟，吃瓜喝汤。

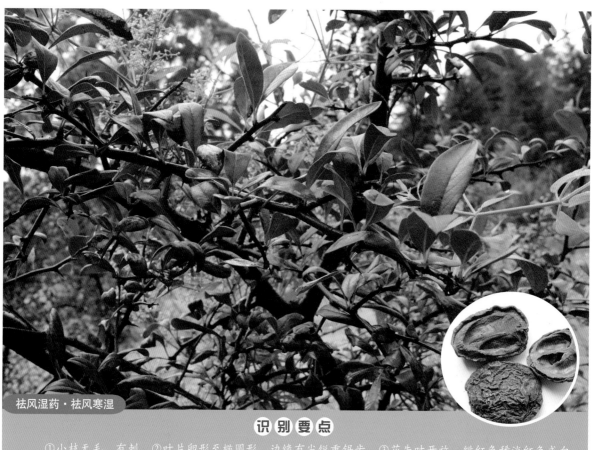

祛风湿药·祛风寒湿

识别要点

①小枝无毛，有刺。②叶片卵形至椭圆形，边缘有尖锐重锯齿。③花先叶开放，绯红色稀淡红色或白色；萼筒钟状，基部合生，无毛。

实用中草药图典

Shi Yong Zhong Cao Yao Tu Dian

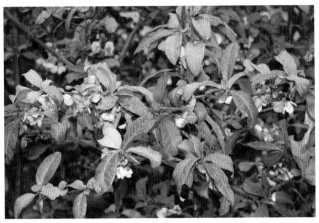 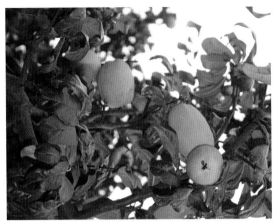

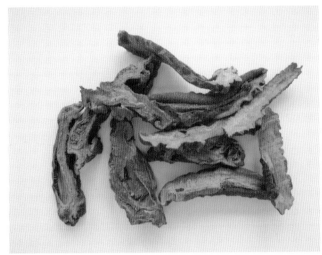 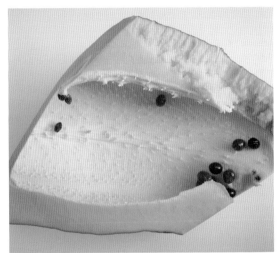

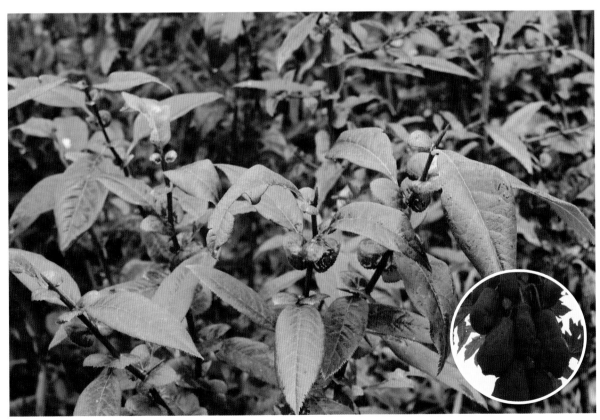

秦 艽

别名： 秦胶、大艽、左扭、左秦艽、西秦艽、萝卜艽。
来源： 为龙胆科植物秦艽*Gentiana macrophylla* Pall.等的干燥根。

【生境分布】生长于山地草甸、林缘、灌木丛与沟谷中。主产于陕西、甘肃等地。

【采收加工】春、秋二季采挖，除去泥沙，晒软，堆置"发汗"至表面呈红黄色或灰黄色时，摊开晒干，或不经"发汗"直接晒干。

【性味功用】辛、苦、平。归胃、肝、胆经。祛风湿，清湿热，止痹痛，退虚热。用于风湿痹痛，中风半身不遂，筋脉拘挛，骨节酸痛，湿热黄疸，骨蒸潮热，小儿疳积发热。3～10克。

【精选验方】①臂痛：秦艽6克，红花4.5克，羌活3克，丝瓜络适量，水煎服。②风湿性关节炎、肢体关节疼痛：秦艽、地龙、牛膝、五加皮、海桐皮、没药各15克，桑寄生、海风藤各20克，水煎服。③小儿急性黄疸型传染性肝炎：秦艽9克，茵陈15克，茯苓、栀子各10克，苍术、泽泻各6克，水煎服。④骨蒸劳热、夜热盗汗：秦艽、当归、知母各10克，柴胡、鳖甲、地骨皮各15克，青蒿6克，乌梅5克，水煎服。

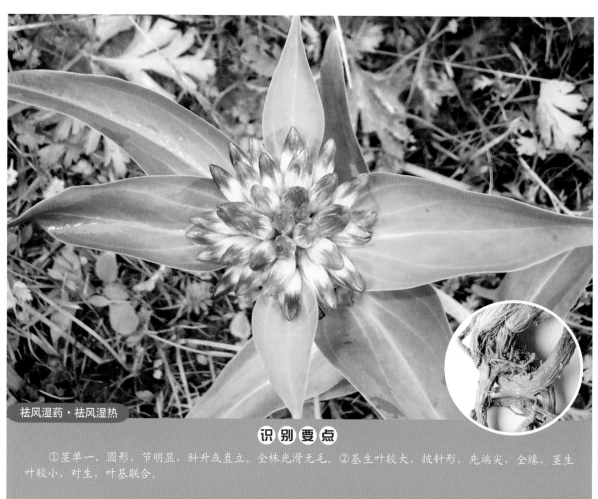

祛风湿药·祛风湿热

识别要点

①茎单一，圆形，节明显，斜升或直立，全株光滑无毛。②基生叶较大，披针形，先端尖，全缘，茎生叶较小，对生，叶基联合。

豨莶草

别名： 豨莶、珠草、猪膏草、风湿草、黏金强子。

来源： 为菊科植物豨莶 *Siegesbeckia orientalis* L.等的干燥地上部分。

【生境分布】 生长于林缘、林下、荒野、路边。主产于湖南、福建、湖北、江苏等地。

【采收加工】 夏、秋二季花开前及花期均可采割，除去杂质，晒干。

【性味功用】 辛、苦，寒。归肝、肾经。祛风湿，利关节，解毒。用于风湿痹痛，筋骨无力，腰膝酸软，四肢麻痹，半身不遂，风疹湿疮。9～12克。

【精选验方】 ①疟疾：豨莶草（干品）50克，每日1剂，分2次煎服，连服3日。②黄疸型肝炎：豨莶草30克，车前草、金钱草各15克，栀子9克，水煎服。③风湿性关节炎、高血压：豨莶草、夏枯草、臭梧桐各9克，水煎服。④痈疽肿毒：豨莶草、乳香各30克，白矾15克，共为末，每次6克，热酒调下。⑤风寒湿痹：豨莶草、伸筋草各30克，老鹳草20克，水煎服。

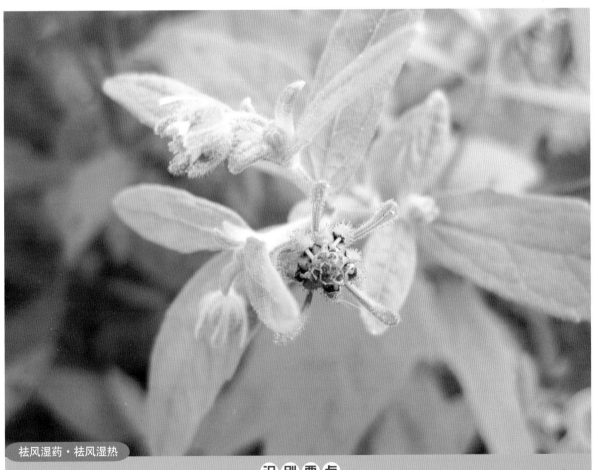

祛风湿药·祛风湿热

识别要点

①枝上部被紫褐色头状有柄腺毛及白色长柔毛。②叶对生，阔三角状卵形至卵状披针形，边缘有钝齿，两面均被柔毛，下面有腺点。③头状花序排列成圆锥状、顶生或腋生，花黄色。

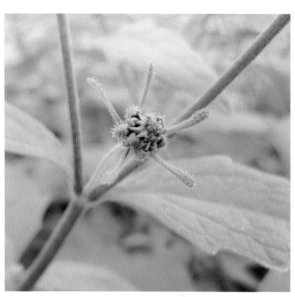

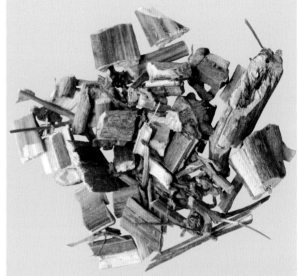

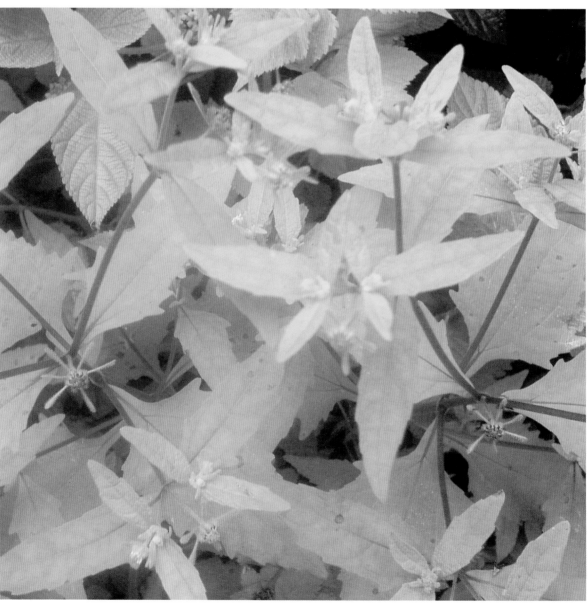

络石藤

别名：络石、爬山虎、石龙藤、钻骨风、白花藤、沿壁藤。
来源：为夹竹桃科植物络石 *Trachelospermum jasminoides*(Lindl.) Lem. 的干燥带叶藤茎。

【**生境分布**】生长于温暖、湿润、疏荫的沟渠旁、山坡林木丛中。主产于江苏、安徽、湖北、山东等地。

【**采收加工**】冬季至次春采割，除去杂质，晒干。

【**性味功用**】苦，微寒。归心、肝、肾经。祛风通络，凉血消肿。用于风湿热痹，筋脉拘挛，腰膝酸痛，喉痹，痈肿，跌仆损伤。6～12克。外用鲜品适量，捣敷患处。

【**精选验方**】①筋骨痛：络石藤50～100克，浸酒服。②风湿热痹、关节热痛：络石藤、海风藤各12克，生石膏30克，苍术15克，牛膝10克，水煎服。③关节炎：络石藤、五加皮各50克，牛膝25克，水煎服，白酒为引。④急性咽喉炎、扁桃体炎：络石藤、赤茯苓各12克，射干、紫菀各9克，木通6克，桔梗4克，水煎服。⑤外伤出血：络石藤适量，晒干研末，撒敷患处，外加包扎。⑥痈疽肿痛：络石藤15克，皂刺、瓜蒌仁各9克，乳香、没药各6克，甘草3克，水煎服。

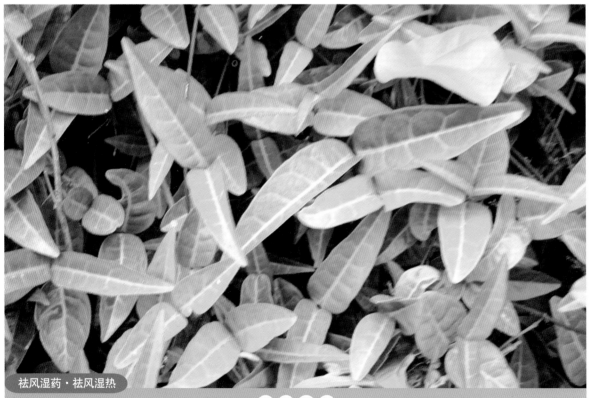

祛风湿药·祛风湿热

识别要点

①茎圆柱形，有皮孔；嫩枝被黄色柔毛，老时渐无毛。②叶对生，革质或近革质，椭圆形或卵状披针形；上面无毛，下面被疏短柔毛。

143

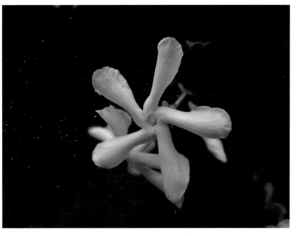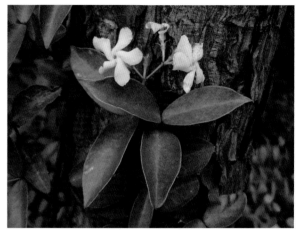

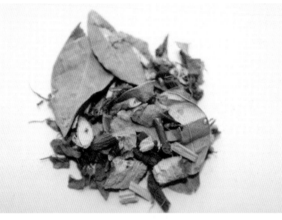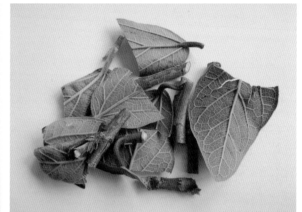

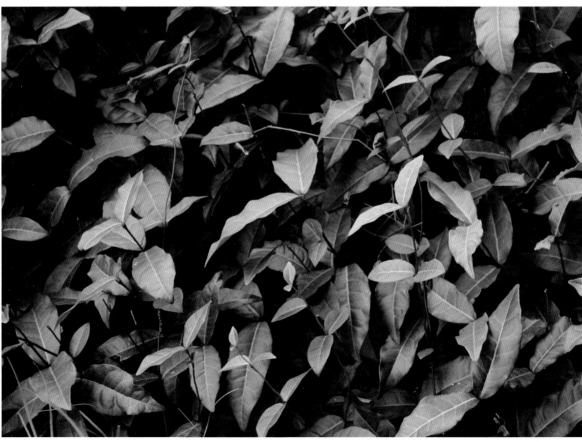

五加皮

别名：南五加皮、细柱五加、红五加皮、短梗五加、轮伞五加。
来源：为五加科植物细柱五加*Acanthopanax gracilistylus* W.W. Smith的干燥根皮。

【**生境分布**】生长于路边、林缘或灌丛中。主产于湖北、河南、辽宁、安徽等地。

【**采收加工**】夏、秋二季采挖根部，洗净，剥取根皮，晒干。

【**性味功用**】辛、苦，温。归肝、肾经。祛风除湿，补益肝肾，强筋壮骨。用于风湿痹痛，筋骨痿软，小儿行迟，体虚乏力，水肿，脚气。5～10克。

【**精选验方**】①腰脊脚膝筋骨弱而行迟：五加皮为末，粥引调下，每次3克，每日3次。②腰痛：五加皮、杜仲（炒）等份，为末，酒糊丸，如梧桐子大，每次30丸，温酒下。③风寒湿引起的腰腿痛：五加皮100克，当归、川牛膝各50克，白酒1000毫升，诸药切碎浸酒中。7日后可服用，每次15毫升，每日2次。④水肿、小便不利：五加皮、大腹皮、陈皮、茯苓皮、生姜皮各9克，水煎服。⑤阴囊水肿：五加皮9克，仙人头30克，水煎服。

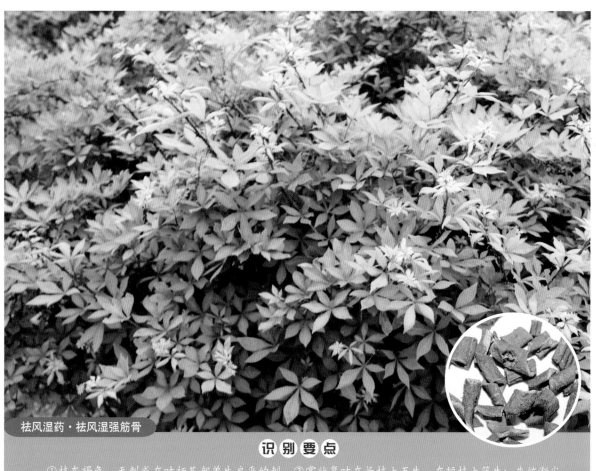

祛风湿药·祛风湿强筋骨

识别要点

①枝灰褐色，无刺或在叶柄基部单生扁平的刺。②掌状复叶在长枝上互生，在短枝上簇生；先端渐尖，基部楔形，边缘有钝细锯齿。

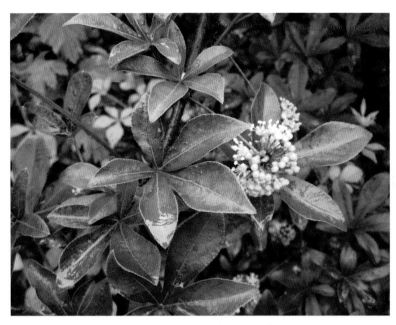
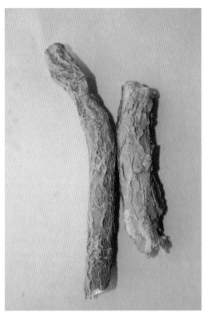
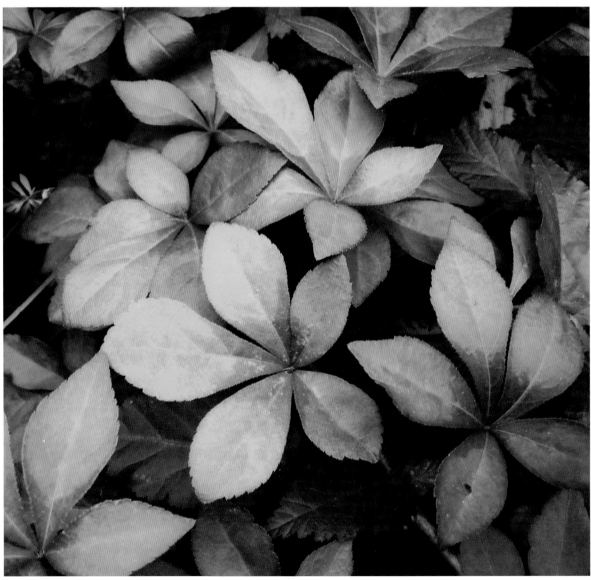

狗 脊

别名： 苟脊、扶筋、狗青、黄狗头、金狗脊、金毛狗脊。

来源： 为蚌壳蕨科植物金毛狗脊*Cibatium baromelz*(L.)J.Sm.的干燥根茎。

【生境分布】 生长于山脚沟边及林下阴处酸性土上。主产于四川、广东、贵州、浙江、福建等地。均为野生。

【采收加工】 秋、冬二季采挖，除去泥沙，干燥；或去硬根、叶柄及金黄色绒毛，切厚片，干燥，为"生狗脊片"；蒸后晒至六七成干，切厚片，干燥，为"熟狗脊片"。

【性味功用】 苦、甘，温。归肝、肾经。补肝肾，强腰膝，祛风湿。用于腰膝酸软，下肢无力，风湿痹痛。6～12克。

【精选验方】 ①骨质增生症：狗脊、熟地、枸杞、川牛膝、补骨脂、桑寄生各15克，杜仲、菟丝子各12克，淫羊藿9克，水煎服。②腰痛、脚膝痿软：狗脊、萆薢各100克，菟丝子500克，共研粉，炼蜜为丸，每次9克，每日2次。③腰肌劳损、腰膝酸软无力：狗脊、地龙、威灵仙、穿山甲各15克，独活10克，骨碎补、补骨脂各12克，水煎服。④风湿痹痛、手足麻木：狗脊、牛膝、木瓜、海风藤各9克，桑枝、桂枝、松节、秦艽、炒续断各6克，水煎服。

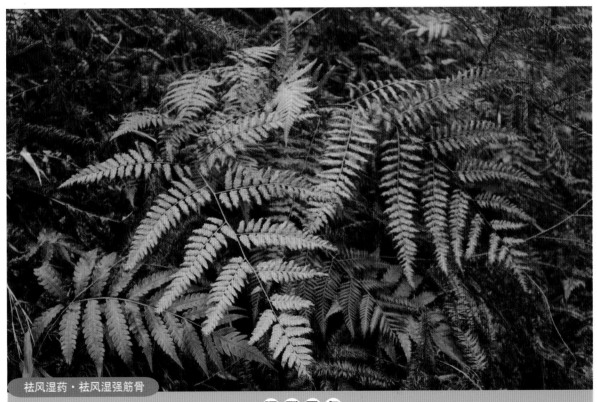

祛风湿药·祛风湿强筋骨

识别要点

①顶端有叶丛生。②叶宽卵状三角形，3回羽裂；末回裂片镰状披针形，边缘有浅锯齿，侧脉单一或在不有裂片上为二叉。

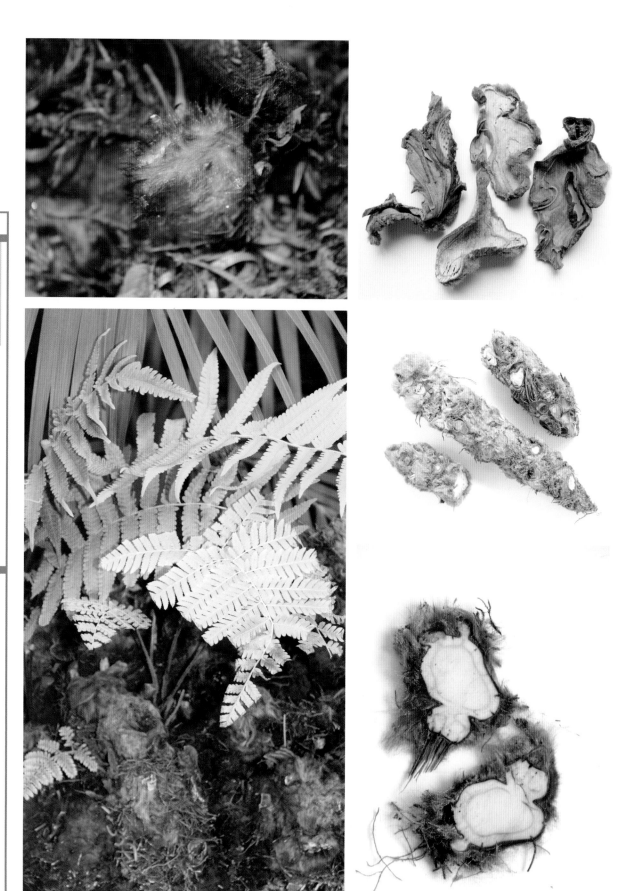

千年健

别名：一包针、千年见、千颗针。
来源：为天南星科植物千年健*Homalomena occulta*(Lour.)Schott的干燥根茎。

【生境分布】生长于树木生长繁茂的阔叶林下、土质疏松肥沃的坡地、河谷或溪边阴湿地。主产于广西、云南等地。

【采收加工】春、秋二季采挖，洗净，除去外皮，晒干。

【性味功用】苦、辛，温。归肝、肾经。祛风湿，壮筋骨。用于风寒湿痹，腰膝冷痛，下肢拘挛麻木。5～10克。

【精选验方】①风湿性关节炎：千年健、海风藤、青风藤、桑寄生各15克，独活、羌活各10克，水煎服。②跌打损伤、瘀滞肿痛：鲜千年健60克，捣烂调酒外敷。③肢体麻木、下肢无力：千年健、牛膝、五加皮、木瓜各15克，浸酒服。④跌打损伤、瘀滞肿痛：千年健、川芎各10克，红花8克，水煎服。

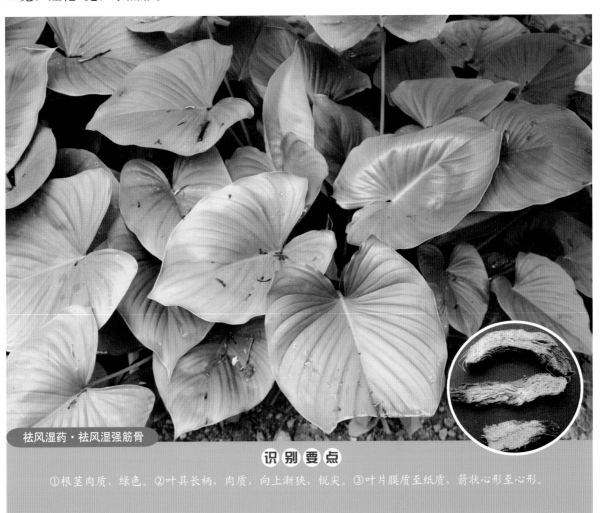

祛风湿药·祛风湿强筋骨

识别要点

①根茎肉质，绿色。②叶具长柄，肉质，向上渐狭，锐尖。③叶片膜质至纸质，箭状心形至心形。

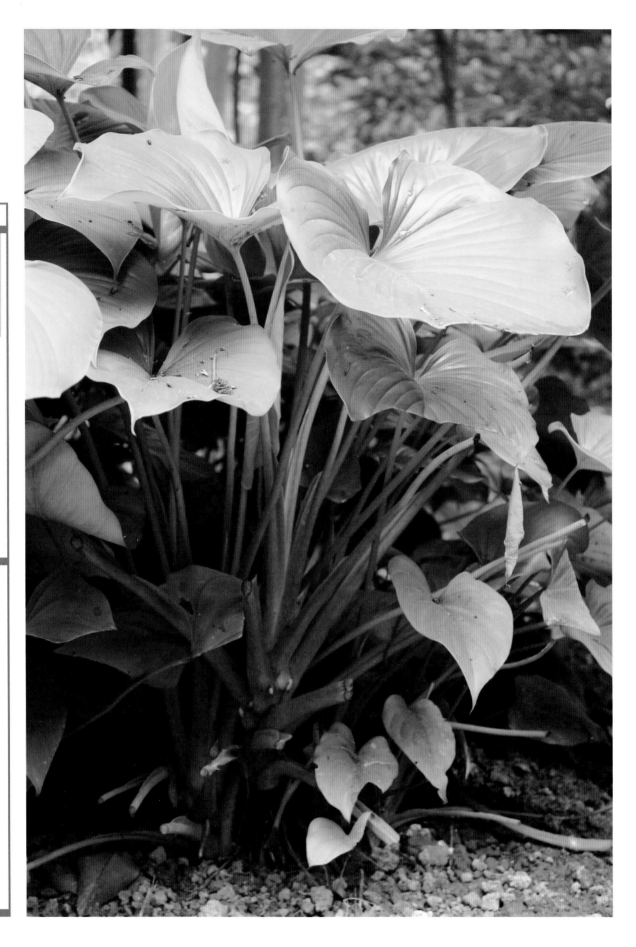

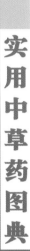

鹿衔草

别名：鹿蹄草、破血丹、鹿安茶、纸背金牛草。
来源：为鹿蹄草科植物鹿蹄草*Pyrola calliantha* H. Andres等的干燥全草。

【生境分布】生长于庭院和岩石园中的潮湿地。产于全国大部分地区。

【采收加工】全年均可采挖，除去杂质，晒至叶片较软时，堆置至叶片变紫褐色，晒干。

【性味功用】甘、苦，温。归肝、肾经。祛风湿，强筋骨，止血，止咳。用于风湿痹痛，腰膝无力，月经过多，久咳劳嗽。9～15克。

【精选验方】①肾虚腰痛、神疲乏力：鹿衔草、熟地、黄芪、山药、补骨脂、菟丝子、杜仲、怀牛膝、白芍各15克，当归10克，水煎服。②小便清长或尿频、阳痿：鹿衔草30克，猪蹄1对，炖食。③外伤出血：鲜鹿衔草适量，捣烂外敷。④风湿性关节炎：鹿衔草、海风藤各15克，苍术、羌活各6克，桂枝9克，地龙5克，水煎服。⑤慢性咳嗽（慢性支气管炎、肺结核）：鹿衔草15克，百部9克，水煎服。

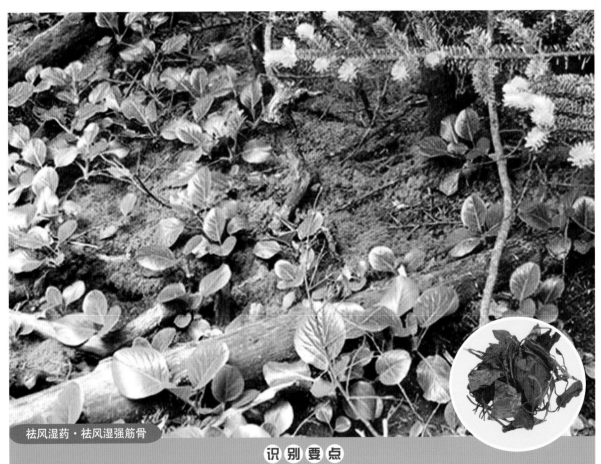

祛风湿药·祛风湿强筋骨

识别要点

①根茎细长，节上常有鳞片和根的残痕。茎圆柱形或具纵棱，紫褐色，并有皱纹，微有光泽。②叶片边缘向后反卷，下面常呈灰蓝绿色。

广藿香

别名：藿香、海藿香。
来源：为唇形科植物广藿香*Pogostemon cablin*(Blanco)Benth.的干燥地上部分。

【生境分布】生长于向阳山坡。主产于广东、海南、台湾、广西、云南等地。

【采收加工】枝叶茂盛时采割，日晒夜闷，反复至干。

【性味功用】辛，微温。归脾、胃、肺经。芳香化浊，开胃止呕，发表解暑。用于湿浊中阻，脘痞呕吐，暑湿表证，发热倦怠，胸闷不舒，寒湿闭暑，腹痛吐泻，鼻渊头痛。3～10克。

【精选验方】①胎气不安：广藿香、香附、甘草各10克，为末，每次10克，入盐少许，沸汤服之。②口臭：广藿香洗净，煎汤，漱口。③冷露疮烂：广藿香叶、细茶等份，烧灰，油调涂贴之。④过敏性鼻炎：广藿香、苍耳子、辛夷、连翘各10克，升麻6克，将药材浸泡于水中，约半小时，用大火煮开，每日1～2次。⑤预防感冒：广藿香、生甘草各6克，射干、桑叶各10克，板蓝根30克，银花、贯众、桔梗各12克，连翘15克，水煎服。

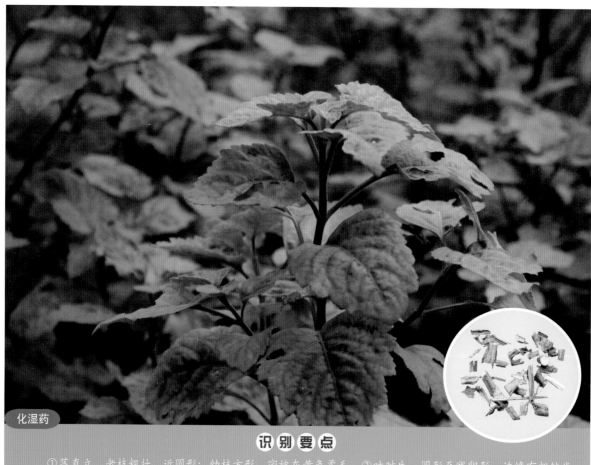

化湿药

识 别 要 点

①茎直立，老枝粗壮，近圆形；幼枝方形，密被灰黄色柔毛。②叶对生，圆形至宽卵形，边缘有粗钝齿或有时分裂，两面均被毛，脉上尤多。

Shi Yong Zhong Cao Yao Tu Dian

实用中草药图典

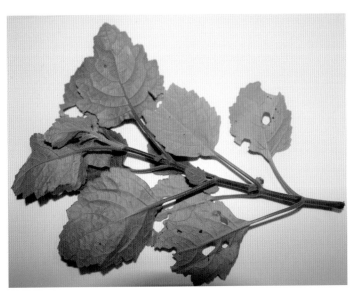

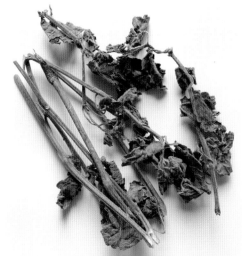

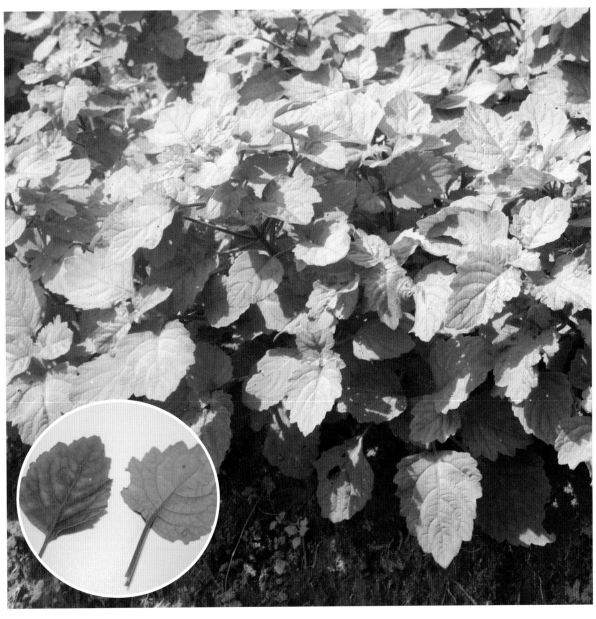

佩 兰

别名：兰草、水香、大泽兰、燕尾香、都梁香、针尾凤。
来源：为菊科植物佩兰*Eupatorium fortunei* Turcz.的干燥地上部分。

【生境分布】生长于路边灌丛或溪边。野生或栽培。主产于河北、陕西、山东、江苏、安徽、浙江、江西、湖北、湖南、广东、广西、四川、贵州、云南等地。

【采收加工】夏、秋二季分两次采割，除去杂质，晒干。

【性味功用】辛，平。归脾、胃、肺经。芳香化湿，醒脾开胃，发表解暑。用于湿浊中阻，脘痞呕恶，口中甜腻，口臭，多涎，暑湿表证，湿温初起，发热倦怠，头胀胸闷。3～10克。

【精选验方】①夏季伤暑：佩兰10克，鲜莲叶15克，滑石18克，甘草3克，水煎服。②消化不良、口中甜腻：佩兰12克，淡竹叶、地豆草各10克，水煎服。③流行性感冒：佩兰10克，大青叶15克，水煎服，连服3～5天。④产后瘀血性水肿：佩兰10克，月季花15朵，丹参30克，水煎服。⑤产后水肿：佩兰30克，水煎服，每日3次。

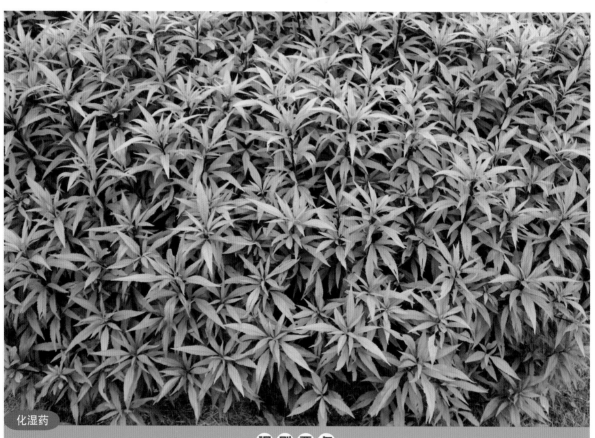

化湿药

识别要点

①茎直立，略带紫色，上部及花序枝上的毛较密，中下部少毛。②叶对生，通常3深裂，中裂片较大，长圆形或长圆状披针形，揉之有香气。③头状花序排列成聚伞状。

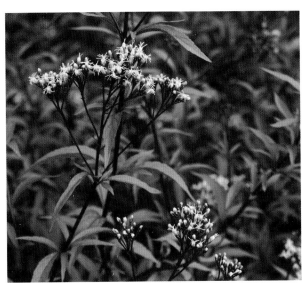
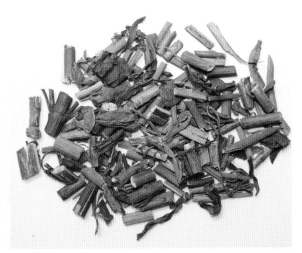
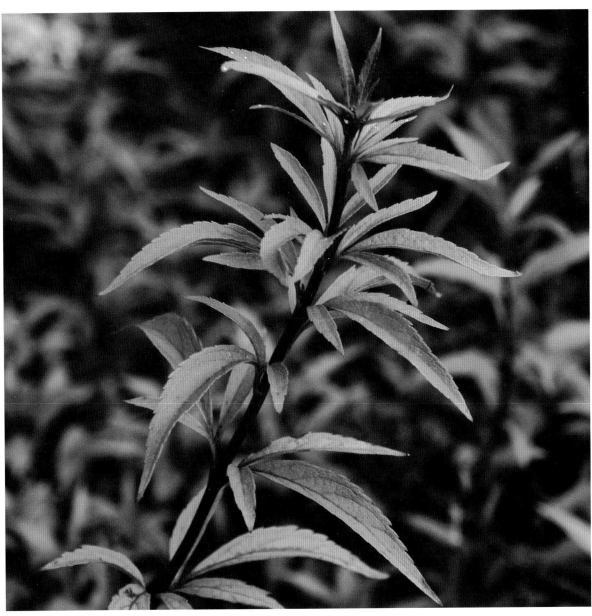

苍 术

别名：赤术、仙术、茅术、青术。
来源：为菊科植物茅苍术*Atractylodes lancea*(Thunb.)DC.等的干燥根茎。

【生境分布】生长于山坡、林下及草地。主产于东北、华北、山东、河南、陕西等地。

【采收加工】春、秋二季采挖，除去泥沙，晒干，撞去须根。

【性味功用】辛、苦，温。归脾、胃、肝经。燥湿健脾，祛风散寒，明目。用于湿阻中焦，脘腹胀满，泄泻，水肿，脚气痿躄，风湿痹痛，风寒感冒，夜盲，眼目昏涩。3～9克。

【精选验方】①湿疹：苍术、黄柏、煅石膏各等份，研末敷患处。②风湿性关节炎：苍术、黄柏各9克，忍冬藤30克，水煎服。③脾虚气陷型胃下垂：苍术15克，加水煎煮或用沸水浸泡，每剂可煎煮2次或冲泡3杯，每日1剂，连续服用1个月。④腰痛伴不能弯腰：苍术15克，白术30克，薏苡仁20克，水煎服。

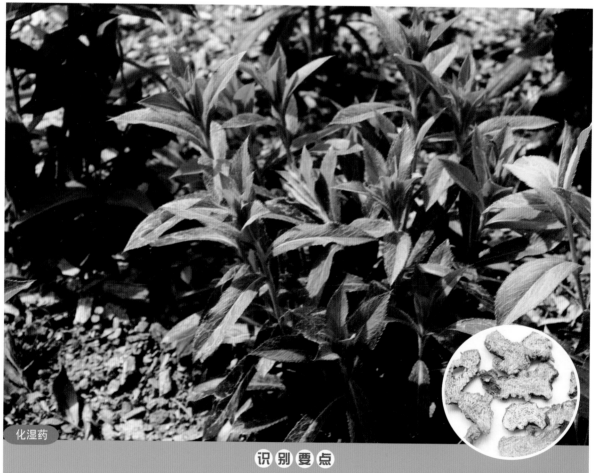

化湿药

识别要点
①茎直立，圆柱形而有纵棱。②叶互生，革质，倒卵形或长卵形，边缘有刺状锯齿，下部叶多为半裂或3～5深裂。

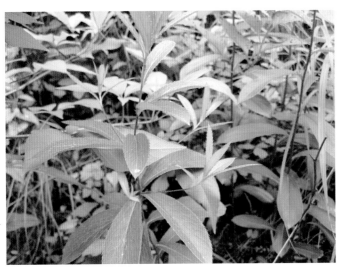
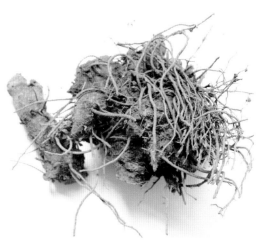

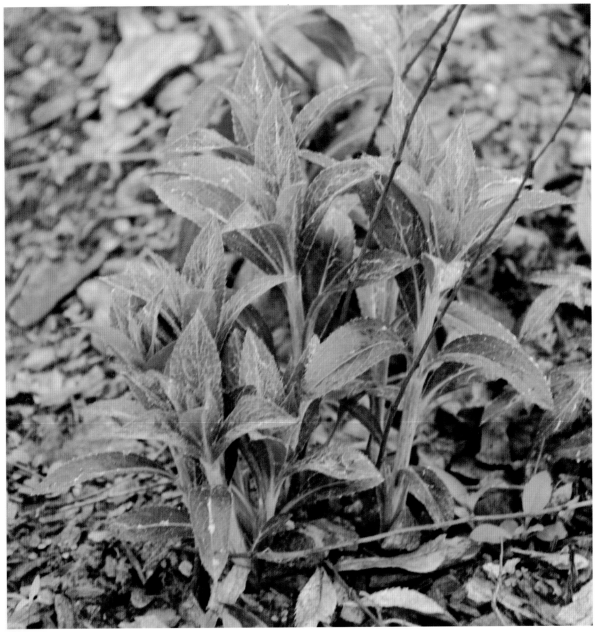

厚朴

别名：川朴、烈朴、重皮、赤朴、厚皮。
来源：为木兰科植物厚朴*Magnolia officinalis* Rehd. et Wils.等的干燥干皮、根皮及枝皮。

【生境分布】常混生于落叶阔叶林内或生长于常绿阔叶林缘。主产于陕西、甘肃、四川、贵州、湖北、湖南、广西等地。

【采收加工】4～6月剥取，根皮及枝皮直接阴干；干皮置沸水中微煮后，堆置阴湿处，"发汗"至内表面变紫褐色或棕褐色时，蒸软，取出，卷成筒状，干燥。

【性味功用】苦、辛，温。归脾、胃、肺、大肠经。燥湿消痰，下气除满。用于湿滞伤中，脘痞吐泻，食积气滞，腹胀便秘，痰饮喘咳。3～10克。

【精选验方】①腹泻伴消化不良：厚朴、黄连各9克，水煎空腹服。②肠道寄生虫：厚朴、槟榔各6克，乌梅2个，水煎服。③便秘：厚朴、枳实各9克，大黄6克，水煎服。④咳喘痰多：厚朴10克，杏仁、半夏、陈皮各9克，水煎服。⑤单纯性肠梗阻：厚朴、莱菔子各10克，大黄、芒硝(冲)各6克，枳实、赤芍各12克，水煎服。

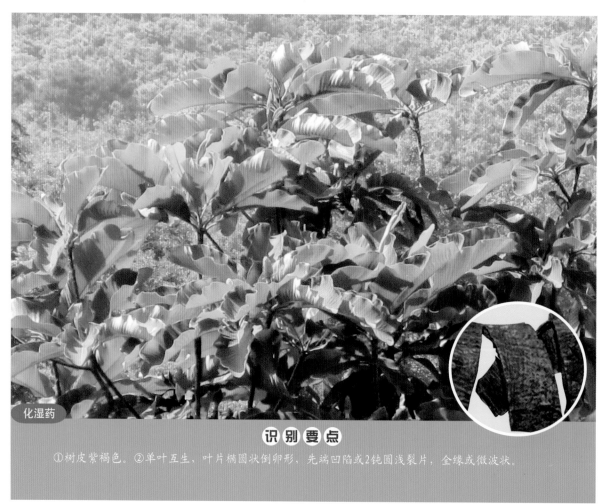

化湿药

识别要点
①树皮紫褐色。②单叶互生，叶片椭圆状倒卵形，先端凹陷或2钝圆浅裂片，全缘或微波状。

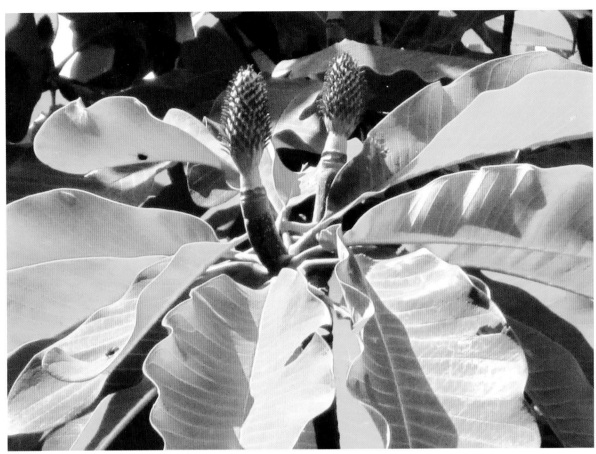

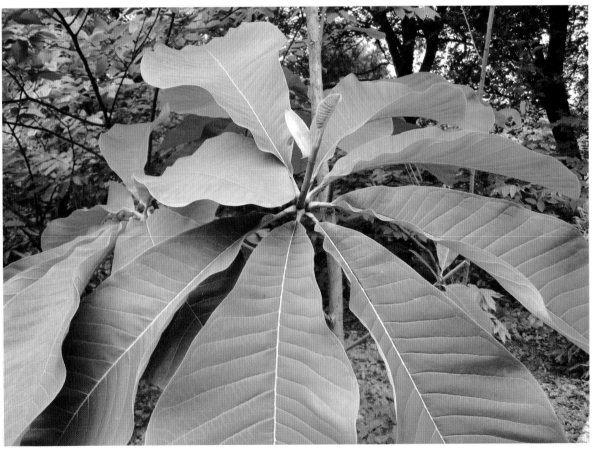

砂 仁

别名：春砂仁、缩砂仁、缩砂蜜。
来源：为姜科植物阳春砂 *Amomum villosum* Lour. 的干燥成熟果实。

【生境分布】生长于气候温暖、潮湿、富含腐殖质的山沟林下阴湿处。主产于广东、广西、云南和福建等地。

【采收加工】夏、秋间果实成熟时采收，晒干或低温干燥。

【性味功用】辛，温。归脾、胃、肾经。化湿开胃，温脾止泻，理气安胎。用于湿浊中阻，脘痞不饥，脾胃虚寒，呕吐泄泻，妊娠恶阻，胎动不安。3～6克，入煎剂宜后下。

【精选验方】①胎动不安：砂仁5克，紫苏梗9克，莲子60克。先将莲子以净水浸泡半天，再入锅中加水煮炖至九成熟时加入紫苏梗、砂仁，用文火煮至莲子熟透即可，吃莲子喝汤。逐日1剂，连用5～7日。②妊娠呕吐：砂仁适量，研为细末，每次6克，姜汁少许，沸汤服。③浮肿：砂仁、蝼蛄等份，焙燥研细末，每次3克，以温黄酒和水各半送服，每日2次。

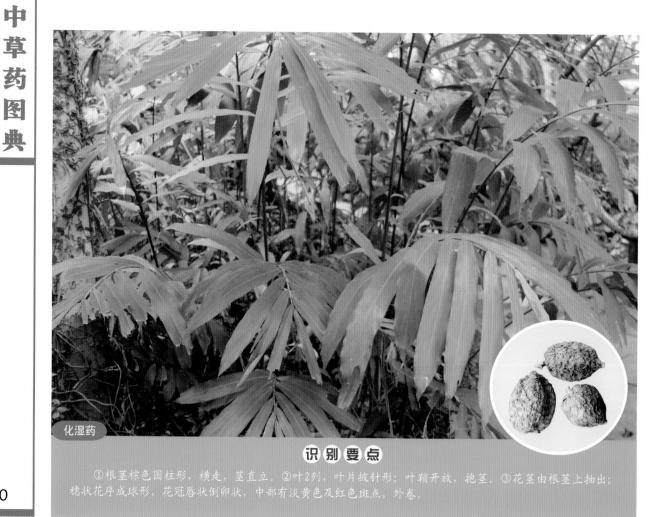

化湿药

识 别 要 点

①根茎棕色圆柱形，横走，茎直立。②叶2列，叶片披针形；叶鞘开放，抱茎。③花茎由根茎上抽出；穗状花序成球形，花冠唇状倒卵状，中部有淡黄色及红色斑点，外卷。

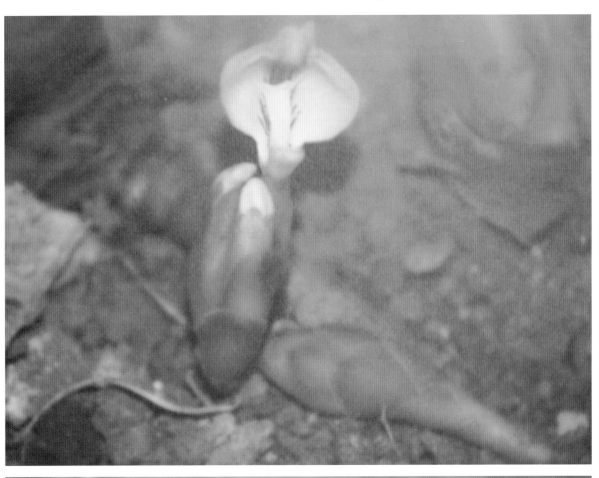

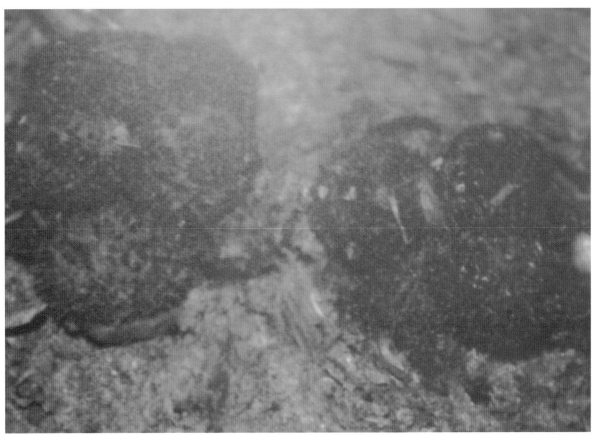

草豆蔻

别名： 豆蔻、偶子、草蔻、草果、草蔻仁。
来源： 为姜科植物草豆蔻*Alpinia katsumadai* Hayata的干燥近成熟种子。

【生境分布】生长于林缘、灌木丛或山坡草丛中。主产于广东、福建、台湾、海南、广西等地。

【采收加工】夏、秋二季采收，晒至九成干，或用水略烫，晒至半干，除去果皮，取出种子团，晒干。

【性味功用】辛，温。归脾、胃经。燥湿行气，温中止呕。用于寒湿内阻，脘腹胀满冷痛，嗳气呕逆，不思饮食。3～6克。

【精选验方】①心腹胀满：草豆蔻50克，去皮为末，每次2克，以木瓜生姜汤调服。②慢性胃炎：草豆蔻炒黄研末，每次3克，每日3次。③中暑受热、恶心呕吐、腹痛泄泻、胸中满闷、晕车晕船、水土不服：草豆蔻、砂仁、青果、肉桂、槟榔、橘皮、茯苓、小茴香各30克，甘草250克，木香45克，红花、丁香各15克，薄荷冰27克，冰片9克，麝香0.3克。糊丸，每次10粒，温开水送服；平时每次2～3粒，含化。

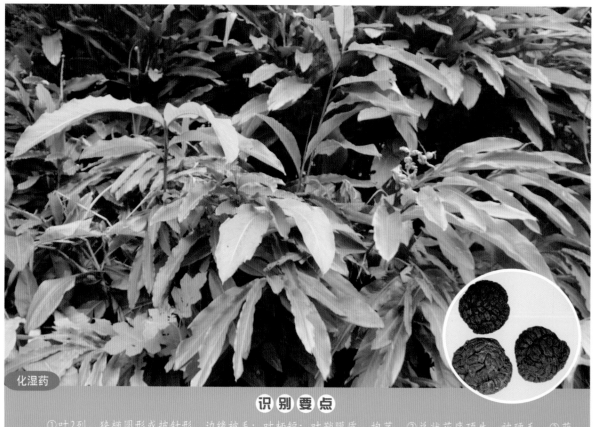

化湿药

识别要点

①叶2列，狭椭圆形或披针形，边缘被毛；叶柄短；叶鞘膜质，抱茎。②总状花序顶生，被硬毛。③蒴果圆球形，外被密粗毛，熟时金黄色。

实用中草药图典

Shi Yong Zhong Cao Yao Tu Dian

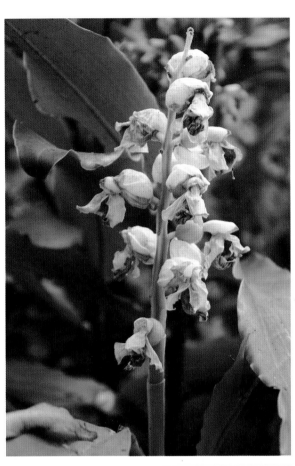

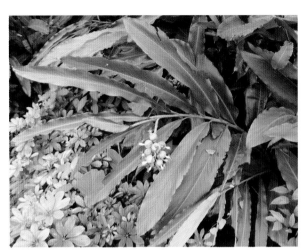

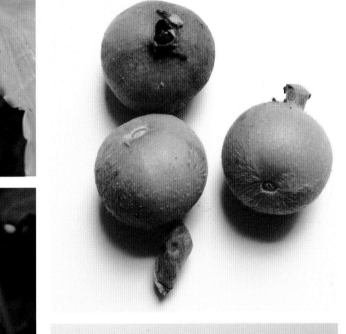

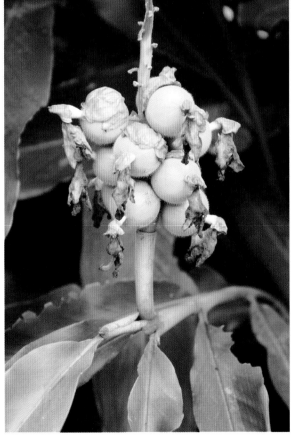

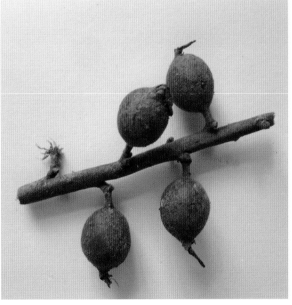

草 果

别名： 老蔻、草果仁、云草果、草果子。
来源： 为姜科植物草果 *Amomum tsao-ko* Crevost et Lemaire 的干燥成熟果实。

【生境分布】 生长于山谷坡地、溪边或疏林下。主产于云南、广西及贵州等地。

【采收加工】 秋季果实成熟时采收，除去杂质，晒干或低温干燥。

【性味功用】 辛，温。归脾、胃经。燥湿温中，除痰截疟。用于寒湿内阻，脘腹胀痛，痞满呕吐，疟疾寒热，瘟疫发热。3～6克。

【精选验方】 ①湿阻中焦、呕吐少食：草果、橘皮各6克，厚朴、苍术各9克，生姜3片，甘草3克，水煎服。②疟疾：草果、厚朴、槟榔、常山（酒炒）各6～9克，青皮、橘皮各6克，炙甘草3克，水煎服。③寒湿中阻、脘腹胀满、消化不良、呃逆：草果（炒）、木香各25克，丁香、小茴香各15克，共研粉备用，口服，每次5克，每日1～2次。④头身疼痛：草果、甘草各2克，槟榔10克，厚朴、知母、芍药、黄芩各5克，水煎，午后温服。

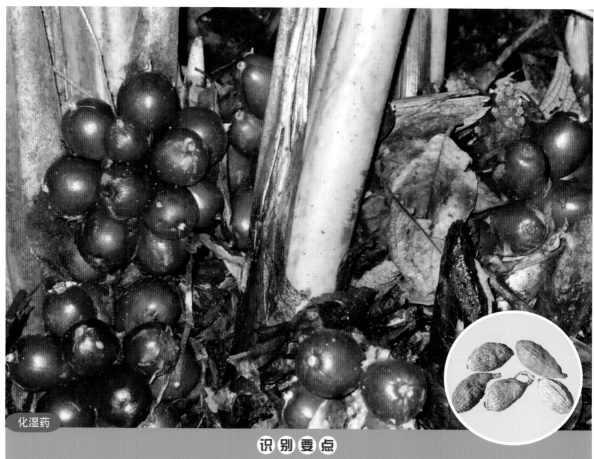

化湿药

识别要点
①根茎横走，粗壮有节，茎圆柱状，直立或稍倾斜。②蒴果密集，长圆形或卵状椭圆形，顶端具宿存的花柱，熟时红色，外表面呈不规则的纵皱纹。

茯苓

别名：茯菟、茯灵、松薯、云苓。
来源：为多孔菌科真菌茯苓Poria cocos（Schw.）Wolf的干燥菌核。

【生境分布】生长于松科植物赤松或马尾松等树根上，深入地下20～30厘米。主产于湖北、安徽、河南、云南、贵州、四川等地。

【采收加工】多于7～9月采挖，挖出后除去泥沙，堆置"发汗"后，摊开晾至表面干燥，再"发汗"，反复数次至现皱纹、内部水分大部散失后，阴干，称为"茯苓个"；或将鲜茯苓按不同部位切制，阴干，分别称为"茯苓皮"及"茯苓块"。

【性味功用】甘、淡，平。归心、肺、脾、肾经。利水渗湿，健脾，宁心。用于水肿尿少，痰饮眩悸，脾虚食少，便溏泄泻，心神不安，惊悸失眠。10～15克。

【精选验方】①斑秃：茯苓粉，每日2次，每次6克或临睡前10克吞服，或用茯苓皮水煎内服。②蛋白尿：茯苓9～15克，每日1剂，水煎服。③心虚梦泻、小便白浊：茯苓10克，研末，用米汤送服，每日2次。④小便失禁：茯苓（去黑皮）、干山药各等份，为细末，每次6克，每日1次，稀米汤调匀饮之。⑤呕吐：茯苓24克，生姜、泽泻各12克，甘草、桂枝各6克，白术9克，水煎服。

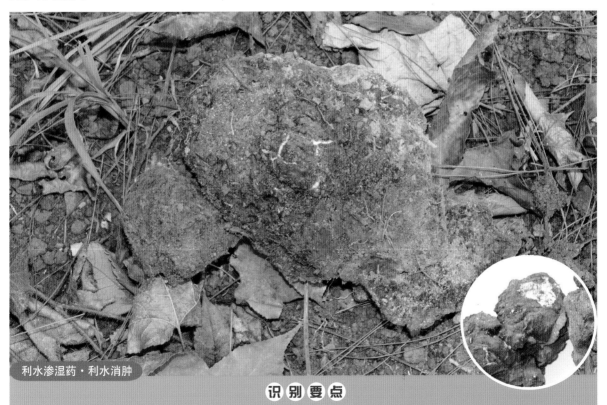

利水渗湿药·利水消肿

识别要点

①寄生或腐寄生。菌核埋在土内，大小不一，表面淡灰棕色或黑褐色，断面近外皮处带粉红色，内部白色。②子实体平伏，伞形，直径0.5～2毫米，生长于菌核表面成一薄层，幼时白色，老时变浅褐色。

薏苡仁

别名：薏米、苡仁、薏珠子、回回米、薏仁。
来源：为禾本科植物薏苡 *Coix lacryma-jobi* L. var. mayuen□Roman.□Stapf的干燥成熟种仁。

【生境分布】生长于河边、溪潭边或阴湿山谷中。我国各地均有栽培。长江以南各地有野生。

【采收加工】秋季果实成熟时采割植株，晒干，打下果实，再晒干，除去外壳、黄褐色种皮及杂质，收集种仁。

【性味功用】甘、淡，凉。归脾、胃、肺经。健脾止泻，利水渗湿，除痹，排脓，解毒散结。用于水肿，脚气，脾虚泻泄，小便不利，湿痹拘挛，肺痈，肠痈，癌肿，赘疣。9～30克。

【精选验方】①扁平疣：生薏苡仁末30克，白砂糖30克，拌匀，每次1匙，开水冲服，每日3次，7～10日为1个疗程。②尿路结石：薏苡仁茎、叶、根适量（鲜品约250克，干品减半），水煎去渣，每日2～3次。③慢性结肠炎：薏苡仁500克，山药100克，炒黄研粉，每次2匙，每日2次，温水、红糖水或蜂蜜水冲服。

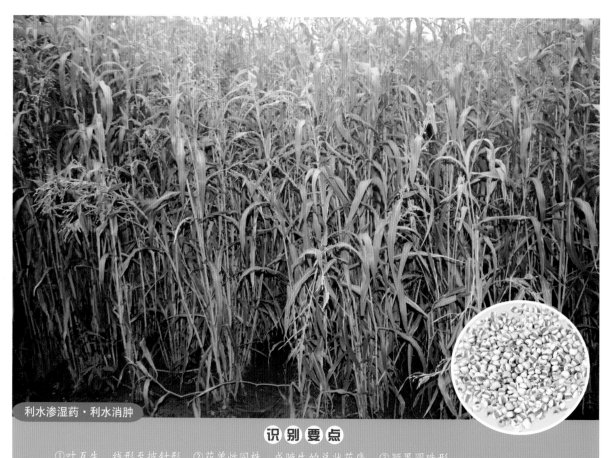

利水渗湿药·利水消肿

识别要点
①叶互生，线形至披针形。②花单性同株，成腋生的总状花序。③颖果圆珠形。

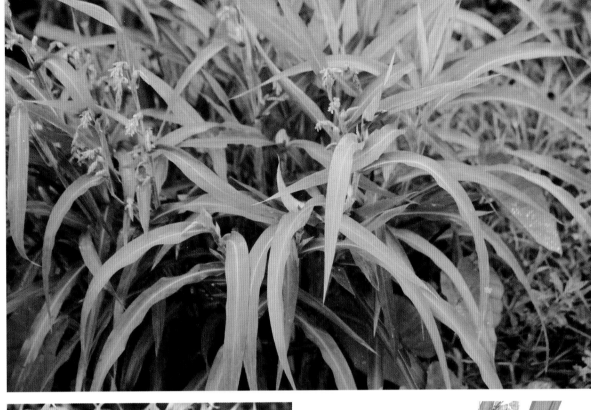

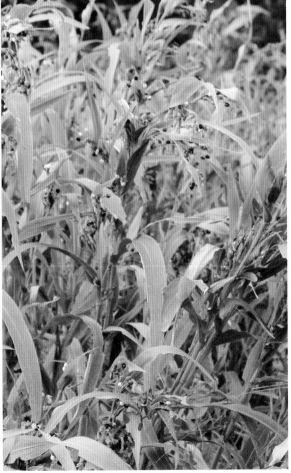

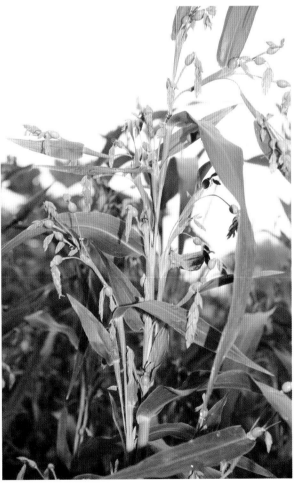

猪 苓

别名：猪茯苓、野猪食、地乌桃、猪屎苓。
来源：为多孔菌科真菌猪苓*Polyporus umbellatus*(Pers.)Fries的干燥菌核。

【生境分布】生长于向阳山地、林下，富含腐殖质的土壤中。主产于陕西、云南等地；河南、甘肃、山西、吉林、四川等地也产。

【采收加工】春、秋二季采挖，除去泥沙，干燥。

【性味功用】甘、淡，平。归肾、膀胱经。利水渗湿。用于小便不利，水肿，泄泻，淋浊，带下。6~12克。

【精选验方】①水肿、小便不利：猪苓、泽泻、茯苓、滑石粉各12克，水煎服。②黄疸：猪苓、茯苓、白术各等份，研末，水调成糊，每次20克，每日2~3次。③急性肾炎、全身浮肿、口渴、小便不利：猪苓20克，水煎服，每日2次。④渴欲饮水、水入则吐：猪苓（去皮）10克，白术、茯苓各9克，泽泻12克，水煎服，每日2次。⑤尿急、尿频、尿痛：猪苓、萹蓄、车前子各10克，木通6克，水煎服，每日2次。

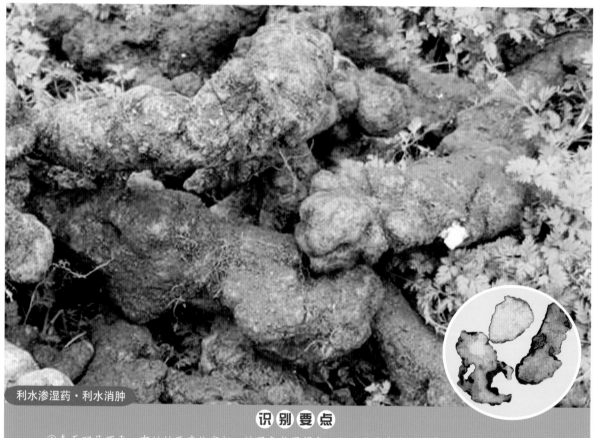

利水渗湿药·利水消肿

识别要点

①表面凹凸不平，有皱纹及瘤状突起，棕黑色或黑褐色，断面呈白色或淡褐色。②子实体自地下菌核内生出，常多数合生；菌柄基部相连或多分枝，形成一丛菌盖，伞形或伞半状半圆形。

泽泻

别名：水泽、水泻、泽芝、芒芋、如意花、一枝花。
来源：为泽泻科植物泽泻*Alisma orientalis*(Sam.)Juzep. 的干燥块茎。

【生境分布】生长于沼泽边缘，幼苗喜荫蔽，成株喜阳光，怕寒冷，在海拔800米以下地区，一般都可栽培。主产于福建、四川、江西等地。

【采收加工】冬季茎叶开始枯萎时采挖，洗净，干燥，除去须根及粗皮。

【性味功用】甘、淡，寒。归肾、膀胱经。利水渗湿，泄热，化浊除脂。用于小便不利，水肿胀满，泄泻尿少，痰饮眩晕，热淋涩痛，高脂血症。6～10克。

【精选验方】①水肿，小便不利：泽泻、白术各12克，车前子9克，茯苓皮15克，西瓜皮24克，水煎服。②肠炎泄泻：泽泻10克，黄连6克，马齿苋15克，水煎服。③湿热黄疸，面目身黄：泽泻、茵陈各50克，滑石15克，水煎服。④耳源性眩晕：泽泻、茯苓、白术各20克，化橘红、干姜、桂枝各15克，水煎服。⑤妊娠水肿：泽泻、桑白皮、槟榔、赤茯苓各1.5克，姜水煎服。

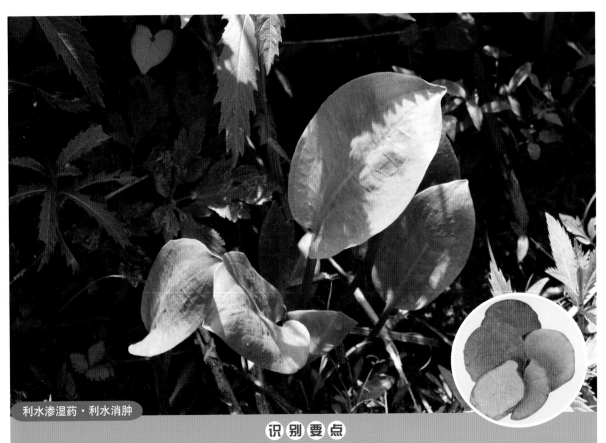

利水渗湿药·利水消肿

识别要点

①叶丛生，叶柄基部扩延成中鞘状；叶片宽椭圆形至卵形，基部广楔形、圆形或稍心形，全缘，两面光滑；叶脉5～7条。

169

车前子

别名：车前实、虾蟆衣子、凤眼前仁、猪耳朵穗子。
来源：为车前科植物车前 *Plantago asiatica* L.等的干燥成熟种子。

【生境分布】生长于山野、路旁、沟旁及河边。分布于全国各地。

【采收加工】夏、秋二季种子成熟时采收果穗，晒干，搓出种子，除去杂质。

【性味功用】甘，微寒。归肝、肾、肺、小肠经。清热利尿，渗湿止泻，通淋，明目，祛痰。用于水肿胀满，热淋涩痛，暑湿泄泻，目赤肿痛，痰热咳嗽。9～15克，入煎剂宜包煎。

【精选验方】①尿血、尿痛(热性病引起的)：车前子晒干为末，每次10克，车前叶煎汤下。②阴下痒痛：车前子煮汁频洗。③风热目暗、涩痛：车前子、黄连各50克，为末，饭后用温酒服5克，每日2次。④白带多、腹泻：车前子30克，用纱布包裹煎煮半小时后取出，再加粳米60克，茯苓粉30克同煮成粥，食用即可。⑤寒湿泻：车前子20克，藿香、炮姜各10克，水煎服。

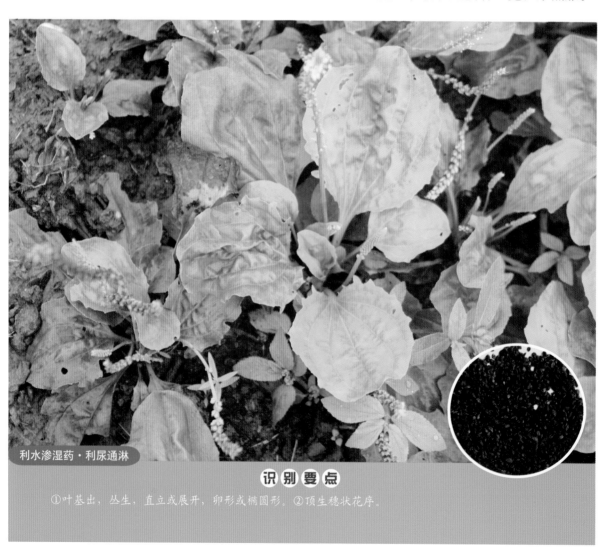

利水渗湿药·利尿通淋

识别要点

①叶基出，丛生，直立或展开，卵形或椭圆形。②顶生穗状花序。

车前草

别名： 车轮菜、车舌草、五根草、猪耳草。
来源： 为车前科植物车前*Plantago asiatica* L.等的干燥全草。

【生境分布】生长于山野、路旁、沟旁及河边。分布于全国各地。

【采收加工】夏季采挖，除去泥沙，晒干。

【性味功用】甘，寒。归肝、肾、肺、小肠经。清热利尿通淋，祛痰，凉血，解毒。用于水肿尿少，热淋涩痛，暑湿泻泄，痰热咳嗽，吐血衄血，痈肿疮毒。9～30克；鲜品30～60克，煎服或捣汁服。外用鲜品适量，捣敷患处。

【精选验方】①小便不通：车前草500克，水3升，煎取1.5升，分3服。②尿血（热性病引起的）：鲜车前草捣汁0.5升，空心服。③热痢不止：车前草叶捣汁，入蜜0.1升，煎温服。④水肿、结肠炎、湿泻：鲜车前草150克，煎汤服，每日1剂。⑤百日咳、急慢性气管炎：车前草60克，水煎服。⑥外伤出血：车前草适量，捣烂敷患处。

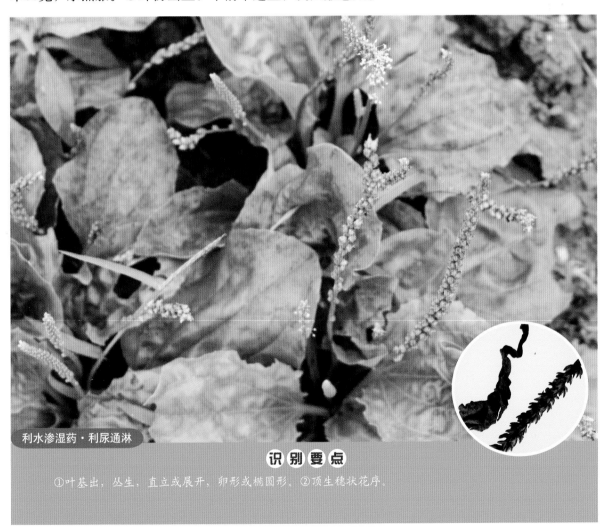

利水渗湿药·利尿通淋

识别要点

①叶基出，丛生，直立或展开，卵形或椭圆形。②顶生穗状花序。

滑 石

别名： 脱石、液石、画石、脆石。
来源： 为硅酸盐类矿物滑石族滑石，主含含水硅酸镁[Mg3)Si$_4$O$_{10}$) (OH)$_2$]。

【生境分布】主产于山东、江苏、陕西、山西、辽宁等地。

【采收加工】采挖后，除去泥沙及杂石。

【性味功用】甘、淡，寒。归膀胱、肺、胃经。利尿通淋，清热解暑；外用祛湿敛疮。用于热淋，石淋，尿热涩痛，暑湿烦渴，湿热水泻；外治湿疹，湿疮，痱子。10～20克，先煎。外用适量。

【精选验方】①慢性肾盂肾炎：滑石、车前子各15克，金银花、蒲公英各20克，水煎服。②尿路感染：滑石、车前子各15克，布包煎代茶饮。③痱子：滑石、薄荷、生甘草各适量，研细末，洗净皮肤，外撒患处。④湿疹、湿疮：滑石粉、煅石膏各适量，黄柏30克，研细末，撒布患处。⑤前列腺炎：滑石30克，葱白50克，先将滑石研末，葱白单独煎汤，将滑石末倒入汤内调匀服下。

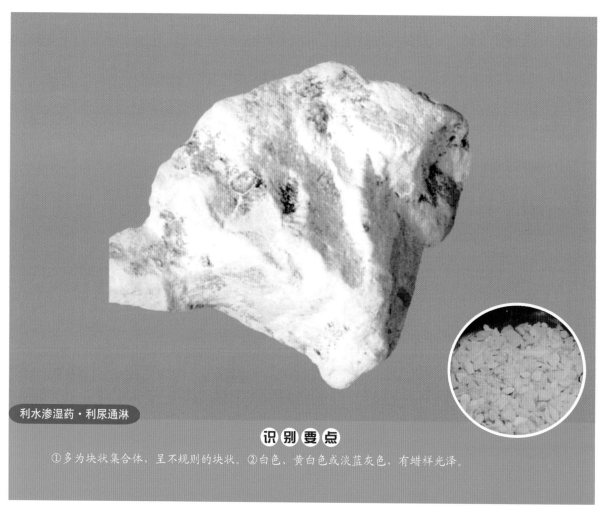

利水渗湿药·利尿通淋

识别要点

①多为块状集合体，呈不规则的块状。②白色、黄白色或淡蓝灰色，有蜡样光泽。

瞿　麦

别名：大兰、大菊、巨句麦、麦句姜、竹节草。
来源：为石竹科植物瞿麦*Dianthus superbus* L.等的干燥地上部分。

【生境分布】生长于山坡、田野、林下。主产于河北、四川、湖北、湖南、浙江、江苏等地。

【采收加工】夏、秋二季花果期采割，除去杂质，干燥。

【性味功用】苦，寒。归心、小肠经。利尿通淋，破血通经。用于热淋，血淋，石淋，小便不通，淋沥涩痛，经闭瘀阻。9～15克。

【精选验方】①尿血、尿急、尿痛(热性病引起的)：瞿麦、白茅根、小蓟各15克，赤芍、生地各12克，水煎服。②湿疹、阴痒：鲜瞿麦60克，捣汁外涂或煎汤外洗。③闭经、痛经：瞿麦、丹参各15克，赤芍、桃仁各8克，水煎服。④卵巢囊肿：瞿麦50克，加水1升，开锅后文火煎20分钟，取汁当茶饮，连续用30～60日。

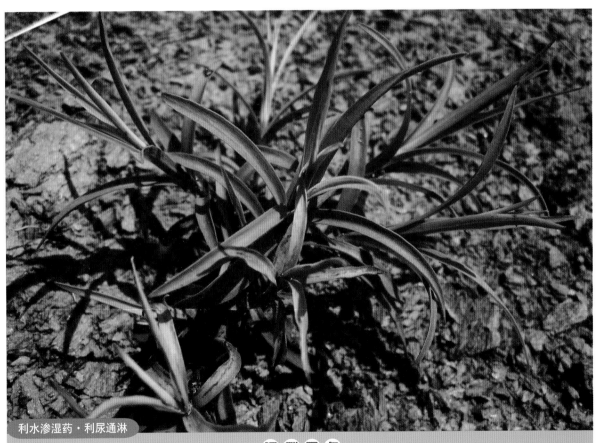

利水渗湿药·利尿通淋

识别要点

①茎丛生，直立，无毛，上部2歧分枝，节明显。②叶互生，线形或线状披针形，先端渐尖，基部成短鞘状抱茎，全缘，两面均无毛。③花瓣淡红色、白色或淡紫红色，先端深裂成细线条，基部有须毛。

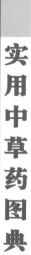
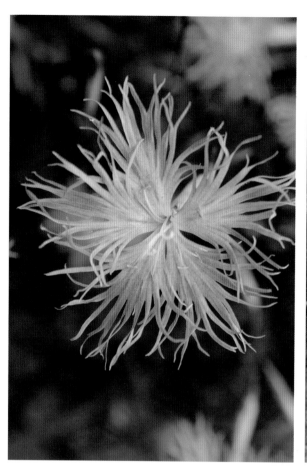

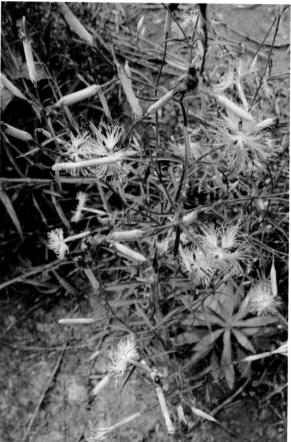

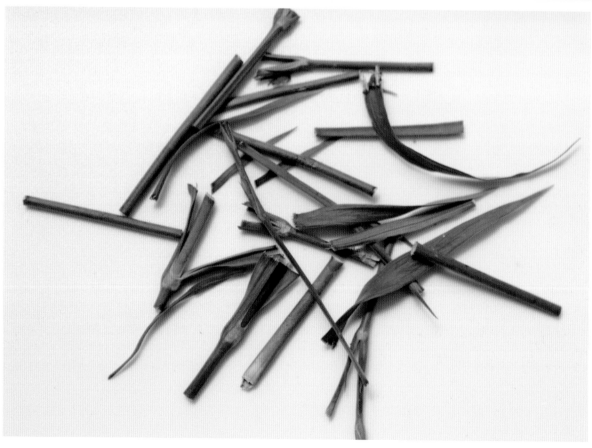

萹蓄

别名： 萹竹、竹节草、地萹蓄、萹蓄蓼、大蓄片。
来源： 为蓼科植物萹蓄*Polygonum aviculare* L.的干燥地上部分。

【生境分布】生长于路旁、田野。全国各地均产。

【采收加工】夏季叶茂盛时采收，除去根及杂质，晒干。

【性味功用】苦，微寒。归膀胱经。利尿通淋，杀虫，止痒。用于热淋涩痛，小便短赤，虫积腹痛，皮肤湿疹，阴痒带下。9～15克。外用适量，煎洗患处。

【精选验方】①牙痛：萹蓄50～100克，水煎2次，混合后分2次服，每日1剂。②热淋涩痛：萹蓄煎汤频饮。③尿热尿黄：萹蓄适量，取汁顿服。④肛门湿痒或痔疮初起：萹蓄100～150克，煎汤，趁热先熏后洗。⑤湿性脚癣：萹蓄、大黄各10克，蛇床子15克，水煎汤泡脚，每日1次，另外加用癣药水外涂患部，早、晚各1次。⑥小便赤涩、血尿(热性病引起的)：萹蓄、瞿麦、车前子、山栀子仁、滑石、甘草（炙）、木通、大黄各500克，研为散，每次6克，用灯心草煎水送服。

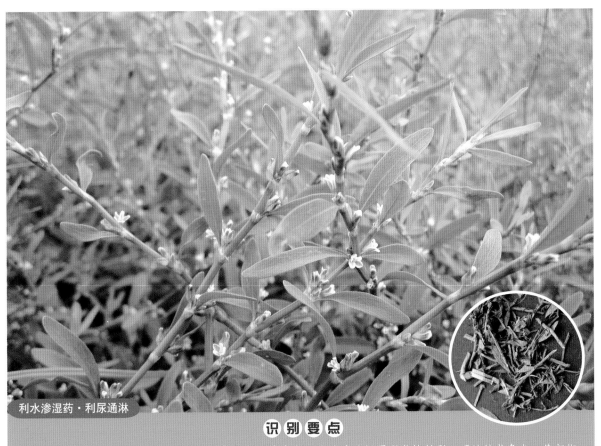

利水渗湿药·利尿通淋

识别要点

①茎平卧或上升，自基部分枝，有棱角，节膨大。②叶片狭椭圆形或披针形，顶端钝或急尖，基部楔形，全缘；托叶鞘膜质，抱茎，上部白色透明。③花腋生，1～5朵簇生叶腋，遍布于全植株。

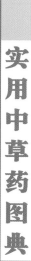
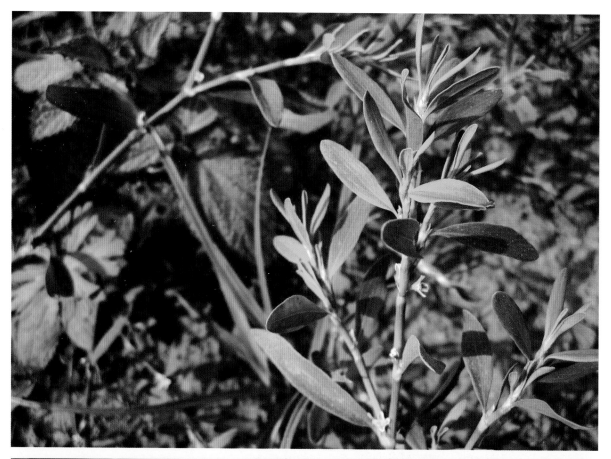

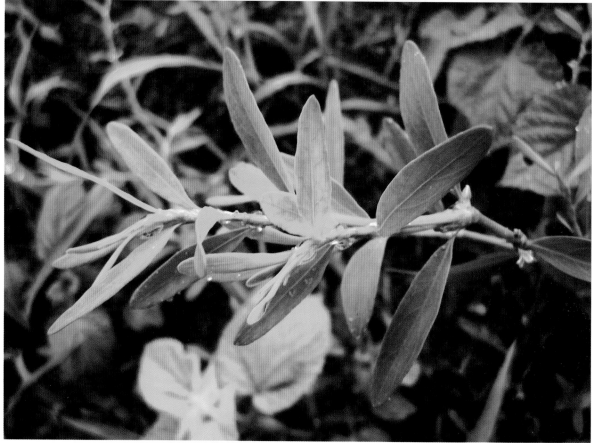

地肤子

别名 扫帚子、竹帚子、帚菜子、铁扫把子。
来源：为藜科植物地肤*Kochia scoparia*(L.)Schrad.的干燥成熟果实。

【生境分布】生长于山野荒地、田野、路旁或庭园栽培。主产于江苏、山东、河南、河北等地。

【采收加工】秋季果实成熟时采收植株，晒干，打下果实，除去杂质。

【性味功用】辛、苦，寒。归肾、膀胱经。清热利湿，祛风止痒。用于小便涩痛，阴痒带下，风疹，湿疹，皮肤瘙痒。9～15克。外用适量，煎汤熏洗。

【精选验方】①孕期尿路感染：地肤子12克，水煎服。②疝气：地肤子炒香，研末，每次3克，酒送服。③风疹瘙痒：地肤子、荆芥各15克，蝉蜕6克，生地黄20克，水煎服。④急性乳腺炎：地肤子50克，红糖适量，将地肤子水煎后加入红糖，趁热服下，取微汗，每日1剂。

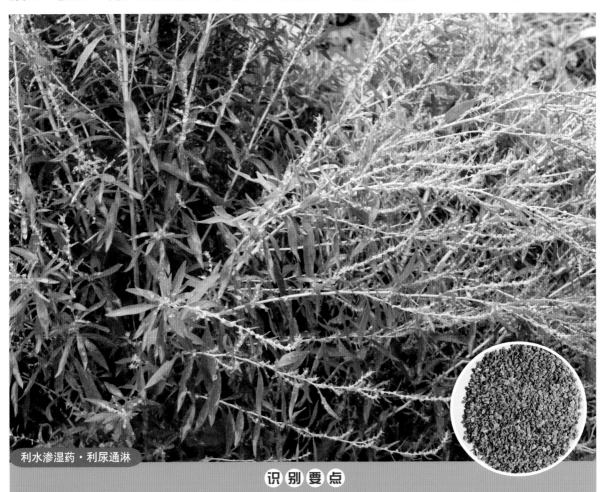

利水渗湿药·利尿通淋

识别要点

①茎直立，秋后常变为红色。②叶互生、线形或披针形，无毛或被短柔毛，全缘、边缘常具少数白色长毛。

石 韦

别名： 石皮、石兰、石剑、七星剑、飞刀剑、金星草。
来源： 为水龙骨科植物石韦*Pyrrosia lingua*(Thunb.)Farwell等的干燥叶。

【生境分布】生长于山野的岩石上或树上。主产于长江以南各地。

【采收加工】全年均可采收，除去根茎及根，晒干或阴干。

【性味功用】甘、苦，微寒。归肺、膀胱经。利尿通淋，清肺止咳，凉血止血。用于热淋，血淋，石淋，小便不通，淋沥涩痛，吐血，衄血，尿血，崩漏，肺热喘咳。6～12克。

【精选验方】①慢性支气管炎、支气管哮喘：石韦、鱼腥草各15克，黄芩、浙贝母各8克，水煎服。②急性膀胱炎、尿路感染：石韦30克，车前草20克，滑石18克，甘草3克，水煎服。③气热咳嗽：石韦、槟榔等份为末，每次10克，姜汤送下。④急性结石发作，绞痛：石韦、乌药各60克，白芍90克，甘草10克，水煎服。

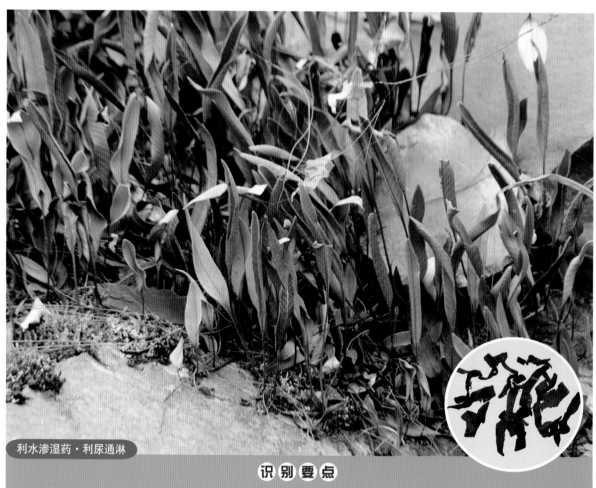

利水渗湿药·利尿通淋

识别要点

①叶近两型，叶片披针形或长圆披针形，基部楔形，对称。②叶上面绿色有细点，下面密被淡褐色芒状毛。

实用中草药图典

Shi Yong Zhong Cao Yao Tu Dian